AF293716

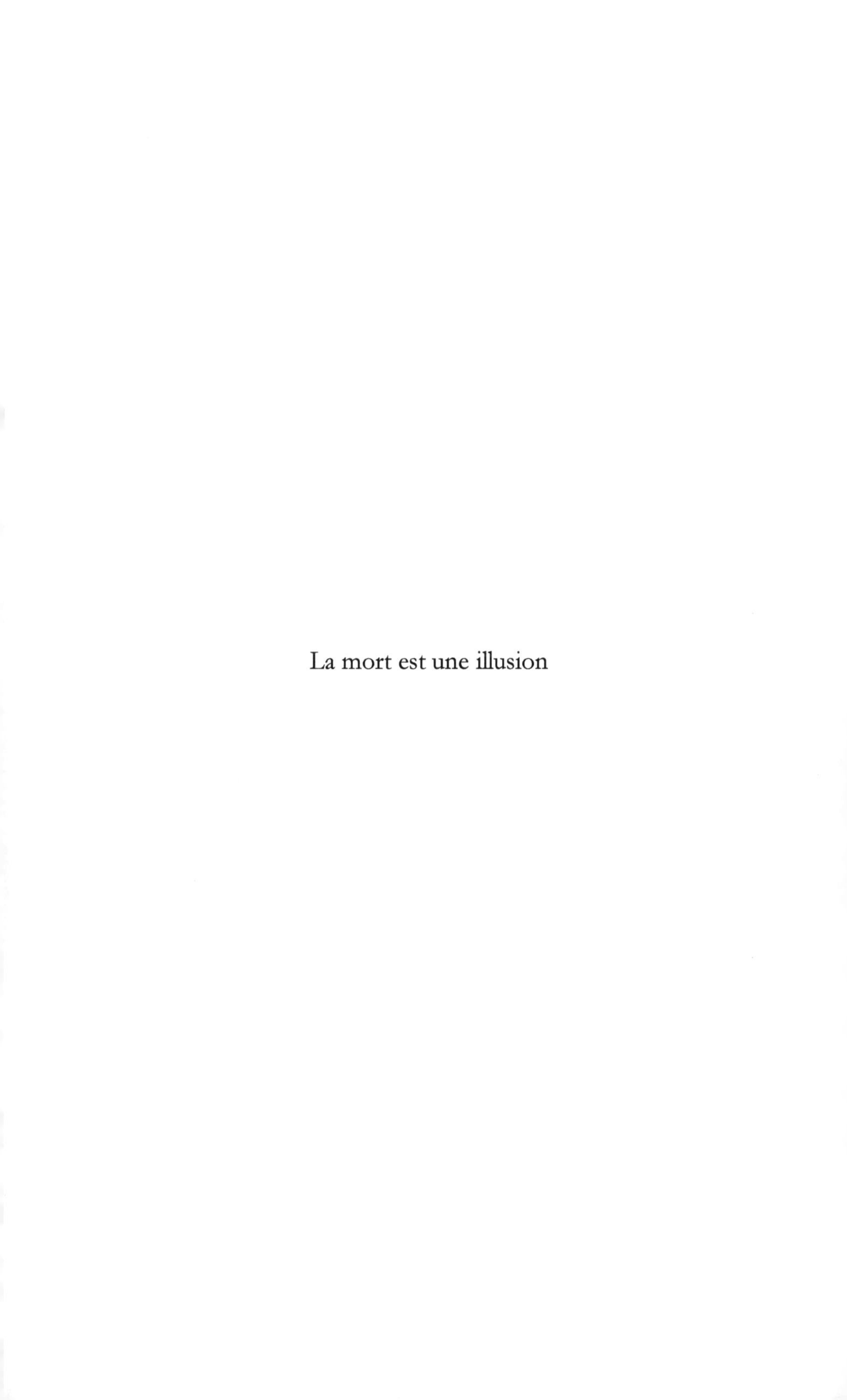

La mort est une illusion

Amélie Galiay

LA MORT EST UNE ILLUSION

De l'état modifié à l'état élargi de conscience :
notre esprit est illimité

JDH Éditions

Décryptages

SOMMAIRE

MÉDITATIONS GUIDÉES POUR S'ÉVEILLER À NOTRE « VRAIE » NATURE 199

PRÉFACE

Je connais Amélie depuis un certain temps.

C'est une personne honnête et juste, que j'apprécie, qui dit avec sincérité les choses et sait les écrire.

Elle détient ce que chacun de nous détient au fond : cette foi qui nous fait avancer, qui nous fait nous élever et comprendre qui nous sommes, et ce que nous sommes venus faire et trouver durant ce passage terrestre…

Car ce n'est qu'un passage terrestre ! La mort n'existe pas, c'est une renaissance, et toute personne vivant sur cette terre est en capacité de le savoir et de le comprendre.

Après la mort, nous trouverons le réconfort auprès de nos êtres chers, et nous continuerons à évoluer de l'autre côté du voile.

Mais nous avons aussi notre parcours ici à vivre ! Alors il faut le traverser du mieux possible.

Ce livre nous expire ici toute la véracité de qui nous sommes et du trésor que nous détenons au fond de nous, au travers du parcours d'Amélie, et au gré de ses fabuleuses rencontres.

Florence Hubert

« Ce qui est bouleversant, c'est que quand tout est détruit, quand il n'y a plus rien, mais vraiment plus rien, il n'y a pas la mort et le vide comme on le croirait, pas du tout. Je vous le jure. Quand il n'y a plus rien, il n'y a que l'Amour. Il n'y a plus que l'Amour. Tous les barrages craquent. C'est la noyade, l'immersion. L'amour n'est pas un sentiment. C'est la substance même de la création. Je croyais que l'Amour était reliance, qu'il nous reliait les uns aux autres. Mais cela va beaucoup plus loin ! Nous n'avons même pas à être reliés : nous sommes à l'intérieur les uns des autres. C'est cela le mystère. C'est cela le plus grand vertige. »

Christiane Singer

ÂME :

Principe de vie, de mouvement et de pensée de l'homme, différent de l'esprit, conçu comme activité intellectuelle et fréquemment opposé au corps. Siège de l'activité psychique et des états de conscience de quelqu'un, ensemble des dispositions intellectuelles, morales, affectives qui forment son individualité, son moi profond ; esprit, intellect, cœur, conscience.

Dictionnaire Larousse

ÉTAT MODIFIÉ DE CONSCIENCE :

Un état modifié de conscience (ou EMC) désigne tout état mental différent de l'état de conscience ordinaire, « représentant une déviation dans l'expérience subjective ou dans le fonctionnement psychologique par rapport à certaines normes générales de la conscience à l'état de veille ». Ainsi en est-il des rêves, états hypnotiques, hallucinations, transe, méditation, états mystiques, etc.

Wikipédia

CONSCIENCE :

Connaissance, intuitive ou réflexive immédiate, que chacun a de son existence et de celle du monde extérieur.

Elle englobe tous les éléments « psychophysiques » d'un individu.

Dictionnaire Larousse

TRANSE :

Altération transitoire de la conscience de soi, avec baisse de la sensibilité aux stimuli, voire transport du sujet en dehors de lui-même et du monde réel, comportements automatiques et exaltation fréquente. Il arrive que le sujet se comporte comme s'il était habité par une autre personnalité, un esprit, une divinité ou une « force ». Ces états se rencontrent surtout dans un contexte religieux ou culturel particulier, souvent collectif (vaudou, exorcisme, etc.), sous hypnose, après prise d'alcool ou de certaines substances et lors d'une pratique poussée du yoga et du zen.

Dictionnaire de l'Académie nationale de médecine

ÂME ET LIE

Je me présente, je m'appelle Amélie. Ou plutôt « Âme » et « Lie » dans le poétique langage des oiseaux… Deux mots finalement très en rapport avec cette lecture sur l'« Âme » « Hors » que je vous propose ici.

Originaire de Saintes, en Charente-Maritime, je vis actuellement à Montignac-Lascaux, en Dordogne. J'aime l'eau, le calme, la nature en général. Cette région est propice à cela.

Pour comprendre comment j'en suis venue à écrire un livre sur la « Conscience élargie », il faut avant tout savoir que j'ai longtemps été terrorisée par la mort. Non pas ma propre mort, mais celle de mes proches. La peur du néant, du vide absolu est pour beaucoup une angoisse profonde. La mienne était principalement la peur de la perte et du manque. Ne plus pouvoir communiquer avec mes proches, ne plus sentir leur présence ? Inconcevable pour moi.

Je me suis donc beaucoup interrogée sur le pouvoir de la conscience et des phénomènes mystérieux qui l'entourent, dans le but premier d'apaiser mon esprit et de me rassurer quant à l'issue de l'expérience terrestre. Mais tous ces questionnements m'ont amenée vers des chemins divers et variés que vous allez découvrir dans ce livre. J'espère, par ce biais, éveiller des consciences sur le fait que nous ne sommes pas qu'un corps, mais avant tout une Âme… Infinie, illimitée et éternelle. Je suis certaine aujourd'hui que, de notre vivant, nous avons tous en nous d'immenses capacités, que nous exploitons généralement peu, et que, si nous en prenons conscience, nous pouvons vivre des phénomènes assez extraordinaires, et surtout : retrouver l'harmonie.

Le but de ce livre n'est pas de vous convaincre de quoi que ce soit, mais plutôt de vous amener à vous poser quelques questions, et peut-être apporter un éclairage sur le pouvoir bien souvent inexploité de la conscience. Une invitation à la réflexion par le biais de mes propres questionnements sur des expériences vécues, mais aussi grâce aux témoignages de médiums, clairvoyants, musiciens, expérienceurs, praticiens en hypnose, chamans…

Je suis doublement reconnaissante pour ce livre, car il m'aura également permis de rencontrer de très belles âmes, lumineuses et inspirantes.

Aussi, anciennement aide médico-psychologique auprès d'adultes et adolescents souffrant de handicap physique, psychique ou social, j'ai, parallèlement à cela, décidé de suivre des formations en Hypnose et en Sophrologie. Je me suis également dirigée vers des pratiques de soins énergétiques tels que les massages ayurvédiques et les soins issus de pratiques chamaniques mongoles. J'ai la chance de pouvoir vivre aujourd'hui de ces activités qui me passionnent. À diverses reprises, après plusieurs séances d'Hypnose, de Sophrologie ou de pratiques chamaniques que j'ai pu guider à mon cabinet, j'ai constaté que des personnes me confiaient avoir vécu des expériences surprenantes durant la phase « d'État Élargi de Conscience », comme par exemple des échanges avec un proche disparu. Pour comprendre les États Élargis de Conscience, il me semble utile d'ouvrir une petite parenthèse sur les différentes fréquences d'ondes cérébrales :

Ondes delta : de 0,5 à 4 Hz, celles du sommeil profond, sans rêves.

Ondes thêta : de 4 à 7 Hz, celles de la relaxation profonde, en plein éveil, atteinte notamment par les méditants expérimentés.

Ondes alpha : de 8 à 13 Hz, celles de la relaxation légère et de l'éveil calme.

Ondes bêta : 14 Hz et plus, celles des activités courantes. Étrangement, les ondes cérébrales passent au bêta pendant les courtes périodes de sommeil avec rêve (sommeil paradoxal), comme si les activités du rêve étaient des activités « courantes ».

Concernant les ondes gamma (qui se situeraient au-dessus de 30 ou 35 Hz), elles sont bien connues depuis une trentaine d'années, assurent les états de connectivité avancée et de complexité dans le cerveau, et ce sont elles qui sont fortement augmentées lors de méditation sur la compassion et la présence ouverte.

On parle donc d'État Hypnotique lorsque la fréquence des ondes cérébrales oscille entre le niveau « Alpha » et « Thêta ».

Il semble également important de noter que notre cerveau est divisé en deux hémisphères, puis en plusieurs aires, chacune ayant une fonction importante : aires du langage, de la sensibilité corporelle, de l'émotion, etc. En ce qui concerne les hémisphères, on sait qu'ils fonctionnent le plus souvent dans une relative indépendance, et que le gauche, généralement dominant, est le siège de la logique et du rationnel, tandis que le droit est celui de la créativité. Il est important de souligner que, lorsque nous sommes en « État Élargi de Conscience », nous activons principalement la partie droite du cerveau, et la fréquence des ondes cérébrales est alors telle que nous serions donc « connectés » à ce qui nous entoure et par là même beaucoup plus enclins, entre autres, à la clairvoyance et la télépathie.

Pour en revenir aux personnes qui viennent consulter, pratiquent-ils la clairvoyance et la médiumnité durant leur EMC ? Est-ce une projection de leur rêve ? Une création de leur conscience ?

Les prochains chapitres vous aideront peut-être à y voir plus clair sur toutes ces interrogations.

Aussi, et pour ouvrir le bal, je souhaitais aborder un phénomène intrigant que j'ai pu expérimenter durant certaines séances d'Hypnose ou de Sophrologie :

La télépathie.

Entrer en État Élargi de Conscience nous permettrait donc de nous connecter les uns aux autres jusqu'à pouvoir communiquer dans l'esprit d'un tiers ? Ou de ressentir des événements se passant à des centaines de kilomètres ?

L'occasion de vous faire part, pour introduire ce livre, d'une expérience vécue quelques années en arrière.

DÉCOUVRIR SON POTENTIEL

Durant l'année 2004, j'ai lu un livre qui m'a beaucoup marquée : *Message des hommes vrais au monde mutant* de Marlo Morgan, l'expérience d'une journaliste américaine qui part vivre dans une tribu d'aborigènes en Australie. Une civilisation fondée sur la spiritualité, l'empathie, l'harmonie, l'humilité, le respect, et : la télépathie.

En effet, ces derniers ne communiqueraient que par télépathie, leur seul mode de communication. Mais, à l'inverse, ce qui peut nous paraître surprenant et surréaliste le serait encore plus pour eux ! Dans une totale incompréhension face à l'usage des téléphones portables. Mais pourquoi donc ne communiquons-nous pas tout simplement par transmission de pensée ? s'interrogent-ils auprès de Marlo !

Waouh. J'ai compris une nouvelle fois que notre esprit n'a de limites que celles qu'il se fixe. Alors j'ai décidé de développer, moi aussi, cette faculté.

Cette expérience restera gravée à jamais dans ma mémoire.

J'ai donc refermé le livre et entrepris de méditer sur cette intention : « développer la clairvoyance et la télépathie. »

Une fois cette intention émise en EMC, je me suis endormie « paisiblement ». Des images d'eau submergeant des villes entières et des personnes en train de se noyer ont envahi mon esprit une bonne partie de la nuit, me semblait-il ! Ce rêve paraissait tellement réel. Alors quelle fut ma surprise lorsque j'allumai la télévision le matin même et que je découvris les images du tsunami en Thaïlande le 26 décembre 2004 !

Puis ces phénomènes se sont enchaînés presque toutes les nuits durant deux mois. Tout ce dont je rêvais se passait simultanément ! Que ce soit dans le monde ou dans mon entourage. Décès, déménagement, séparation… Bonnes ou mauvaises nouvelles, je savais avant d'en être avertie tout ce qui se passait dans la vie de mes proches ! Ce qui m'a aussi beaucoup marquée dans cette expérience est la communication que j'ai pu expérimenter avec des personnes décédées, ces derniers me communiquant la plupart du temps un message d'espoir, d'amour et de sérénité.

Je me rappelle plus particulièrement un jeune homme venu me « rendre visite » une nuit. Je connaissais son nom et son visage par le biais de la télévision, car c'était, quelques années auparavant, un chanteur assez populaire par son talent, mais également du fait de son parcours. Grégory Lemarchal souffrait de la mucoviscidose, une maladie qui entraîne de graves problèmes respiratoires, et pourtant, chantait comme si sa cage thoracique pouvait contenir des mètres cubes d'oxygène.

Il était doté par ailleurs d'une voix d'une pureté infinie.

Dans mon rêve, nous étions dans un train, il y avait beaucoup de monde autour de moi, et pourtant, je ressentais un profond sentiment de solitude, et personne n'était assis à mes côtés.

Ce jeune homme vint s'asseoir à ma droite. Me sentant en confiance, je mis ma tête sur son épaule, et c'est alors qu'il me dit avec un regard rempli d'amour et de bienveillance :

« Ne t'inquiète pas, tu n'es pas seule. »

J'ai, à cet instant précis, senti une paix intérieure envahir tout mon être. J'avais vraiment le sentiment de ne plus être seule. La certitude que « quelque chose de plus grand » m'accompagnait et me guidait dans un amour inconditionnel.

Alors que nous arrivions sur une plage où deux équipes de foot venaient de disputer un match, un homme faisait un discours dans lequel il expliquait que l'argent récolté par les vainqueurs servirait à « sauver » Grégory, ou serait reversé à l'association contre la mucoviscidose. Mais le discours reprenait toujours au début, et ce, au moins quatre ou cinq fois ! C'était frustrant ! J'étais toujours à côté de ce dernier et j'avais hâte d'applaudir et de le prendre dans mes bras… Mais le rêve prit malheureusement fin avant la fin du discours.

Au matin, alors que ce rêve était encore très présent dans ma tête, et les détails étrangement précis, j'allumai la télévision en prenant mon café, comme tous les jours. Un rituel incontournable à cette époque. J'appris alors avec stupéfaction par le biais des informations que le jeune homme était décédé dans la nuit.

Je me suis alors intéressée à son parcours et décidai de me procurer un de ses albums. Je n'ai alors entendu que des messages de paix et d'amour à travers ses chansons, une dimension spirituelle que je n'aurais jamais imaginée et qui ne collait pas du tout avec le côté médiatique que je percevais auparavant. Quelle surprise, une fois de plus.

Depuis cette nuit-là, je ne me sentis plus jamais seule.

Puis les rêves ont continué de s'enchaîner. Peu de mots pourraient décrire ce que je ressentais à ce moment-là. J'étais à mi-chemin entre la stupeur et la fascination ! En même temps, j'avais alors le sentiment que ma conscience était illimitée, et cela était vraiment grisant. Puis, au bout d'environ deux mois, tout s'est arrêté. Je n'avais plus de super-pouvoirs ! Je n'en avais peut-être plus besoin, j'avais eu la réponse à ma question. C'était le principal.

Quelques années après ce phénomène, une autre expérience « télépathique » m'a beaucoup interrogée ; la voici.

Après avoir vécu une relation un peu « tumultueuse », et à la suite d'un épisode d'une rare violence (alcool aidant), je décidai de quitter mon conjoint de l'époque. Je pris de nouveau toute sa haine et sa colère en pleine figure.

Malgré mes « sentiments », ma décision était ferme et définitive.

Beaucoup de paramètres peuvent mener à la violence. Aussi, l'alcool, procurant également un État Modifié de Conscience, mais cette fois plutôt « obscurcissant », reste donc, couplé à la colère, un ingrédient imparable pour un cocktail Molotov réussi.

Ayant travaillé quelques années auparavant au sein d'un Centre d'Hébergement et de Réinsertion Sociale à Foussignac en Charente, j'ai pourtant pu constater les conséquences engendrées par une consommation « inconsciente » d'alcool. Les personnes que j'ai accompagnées n'étaient pas de « mauvaises personnes », mais des personnes perdues, étant donné leur parcours de vie bien souvent chaotique. Des chemins de vie les ayant menés à une consommation inconsidérée de produits leur procurant des plaisirs superficiels, des « États Modifiés de Conscience », cachant leur mal-être et leur permettant d'oublier leur situation, du moins le temps de l'alcoolémie. J'ai pu voir des hommes perdus survivant dans une culpabilité enracinée dans leur cœur. Je me rappelle un homme au regard très triste, la tête toujours basse et le regard vitreux, marqué par d'alcool et ses dommages collatéraux. En effet, cet homme si timide et serviable sortait tout droit de prison, accusé d'avoir, quelques années auparavant, poignardé sa femme de six coups de couteau durant son sommeil. Et ce dernier n'en ayant, a priori, aucun souvenir.

Un exemple parmi tant d'autres.

Ayant moi-même accompagné ces personnes souffrant d'alcoolisme, couplé également bien souvent à une consommation régulière de stupéfiants, comme c'était le cas pour mon conjoint de l'époque, j'aurais dû me méfier, c'est vrai. La vraie question à me poser ensuite étant : « Qu'est-ce que cette relation m'a appris sur moi ? Quels manques semblais-je donc tant avoir à combler pour accepter d'être traitée de la sorte ? »

Quelques semaines plus tard, je recevais Viviane pour un modelage ayurvédique.

Viviane est une résidente du foyer occupationnel dans lequel je travaillais quelques années auparavant en tant qu'Aide médico-psychologique. En effet, depuis mon installation, il y a 8 ans aujourd'hui, Viviane est une des résidentes qui bénéficie de cette prestation à mon cabinet tous les premiers lundis du mois. Étant à l'époque sa référente de projet au Foyer, cette dernière avait tendance à se confier facilement à moi.

J'apprécie beaucoup Viviane et elle m'affectionne aussi beaucoup.

Aussi, lors de ce massage mensuel, cette dernière me confiait qu'elle avait rêvé de moi, que j'étais enceinte et que j'attendais une petite fille. J'acquiesçais alors en souriant et en la félicitant pour son imagination débordante ! Mais c'est en rejoignant mon meilleur ami Dimitri à la plage, l'après-midi même, que j'ai commencé à m'interroger sérieusement.

En effet, alors que nous papotions tranquillement, allongés sur le sable, celui-ci me confia alors en riant avoir rêvé qu'il était « enceinte » ! Se voyant dans son rêve avec un gros ventre, fin prêt à accoucher ! Je fis à cet instant précis le lien avec les propos de Viviane le matin même.

Après cette seconde anecdote improbable, je décidai donc de faire un test de grossesse, malgré le fait qu'il me semblait impossible que ce soit le cas, grâce aux précautions que j'avais pu prendre jusqu'alors.

Bingo !

Après une apnée de trois minutes, au vu des circonstances, des questionnements sans fin ont commencé à tourner en boucle dans ma tête : dois-je le garder ou non ? Comment le dire à mon ex-compagnon ? Dois-je attendre avant d'en parler ? Comment ? Pourquoi ? Etc., etc.

Bref, le questionnement n'aura pas duré des mois, car le cœur du bébé s'était arrêté, semble-t-il, au moment du trop-plein de violence qui déclencha mon départ. Le bébé aurait-il ressenti ma détresse ? Je pense que oui, mais quoi qu'il en soit, rien ne sert de se torturer l'esprit et de faire des suppositions.

Ainsi soit-il.

Cette expérience démontre par ailleurs que les liens affectifs, tant avec ma patiente qu'avec mon meilleur ami, leur ont permis de « ressentir » durant leur sommeil ce qui était en train de m'arriver, moi-même n'en ayant pas conscience à ce moment-là.

Existe-t-il une réelle « connexion » entre les êtres vivants ? Ou est-ce le simple fait du hasard ? Le chapitre suivant prolongera cette interrogation auprès d'intervenants qui nous éclaireront peut-être sur ces phénomènes de télépathie.

JEAN-PIERRE PAYA, CLAIRVOYANCE ET EMC

J'ai alors le plaisir de rencontrer le célèbre Jean-Pierre Paya : clairvoyant[1] de l'émission M Radio à Paris, et anciennement de Fun Radio.

Nous nous donnons rendez-vous dans le septième arrondissement de Paris, à deux pas des studios, durant sa très courte pause déjeuner. Je rencontre alors un homme au regard plein de douceur et de sensibilité, qui me confie alors son parcours dans les grandes lignes et les origines de cette vocation.

Jean-Pierre Paya est né en Algérie française le 6 juin 1941 et réside actuellement à Paris. La voyance est pour lui une capacité dont il aurait pris conscience à l'âge de huit ans. Sa première vision fut la séparation de ses parents dans des circonstances particulièrement douloureuses, ce qui semble d'ailleurs l'avoir profondément marqué, à en croire l'expression de son visage à cette évocation. La première prédiction d'une longue série, qui s'enchaînèrent bien au-delà de son cercle familial. Jean-Pierre décida donc assez rapidement d'en faire son métier, et eut, par la suite, la chance d'allier ses deux passions : la voyance et la radio. Il débuta ainsi son parcours radiophonique sur Radio Oléron en décembre 1986, puis sur Demoiselle FM à Royan, sur Fun Radio, pour, à ce jour, mettre son don au service des auditeurs de M Radio.

Pour Jean-Pierre, la clairvoyance serait comme une pensée fulgurante, un ressenti, une évidence, une intuition. Ses visions se présentent par « flashs », quelque chose qu'il vit, mais n'explique pas vraiment. Ce qui est sûr pour lui, c'est que c'est un don, et qu'il le partage avec beaucoup de passion.

---

[1] Clairvoyance : Faculté de voir avec clarté, sagacité, pénétration, lucidité ; analyser une situation avec clairvoyance. Forme de perception extra-sensorielle d'objets ou d'événements.

Beaucoup de personnes le sollicitent régulièrement avant de prendre une décision. Il soulève le fait que des personnes un peu fragiles ou en détresse peuvent tomber dans une dépendance et qu'il est parfois nécessaire de poser des limites sur la fréquence des séances. Il est pour lui important que la personne se sente responsable de sa vie.

Jean-Pierre ne peut pas répondre à toutes les questions que lui posent les personnes qui le consultent, la voyance n'étant pas une science exacte, et il est délicat d'affirmer des certitudes. Mais ses flashs sont en général très parlants pour ceux qui sollicitent son aide.

En effet, de nombreuses expériences viendraient aujourd'hui tendre à démontrer ces phénomènes de clairvoyance, de prémonition ou de télépathie.

J'ai eu envie de citer ici cette expérimentation du 28 mars 2014, le jour où une pensée émise dans un laboratoire de la ville de Thiruvananthapuram, au sud de l'Inde, aurait atterri dans l'esprit d'un sujet basé à Strasbourg, en France. Cette expérience, qui aurait été réalisée par une équipe de chercheurs espagnols de l'université de Barcelone, est décrite dans une publication du journal *PLOS One*.

L'équipe aurait eu recours aux technologies désormais bien connues, car datant des années 1990, des interfaces cerveau-machine. Ces dernières consistent à utiliser un casque équipé d'électrodes sensibles aux ondes électromagnétiques émises par le cerveau. À chaque pensée du cerveau, un certain nombre de réseaux de neurones émettent des ondes électromagnétiques caractéristiques de cette activité cérébrale. Ainsi, il serait, par là même, possible d'établir un profil électromagnétique caractéristique de chacune de ces pensées. Après un minutieux calibrage, le casque serait alors en mesure de reconnaître les profils d'ondes correspondant à des actions précises (ex. : avancer, sauter, saluer…).

C'est donc un tel casque qui aurait été employé depuis l'Inde, pour enregistrer les « pensées » de l'émetteur du signal. Dans le cadre de cette expérience, l'émetteur devait soit retranscrire une pensée ou action (comme par exemple bouger les mains ou les pieds), et les résultats se seraient avérés très concluants.

Cette expérience viendrait donc confirmer l'hypothèse qu'il serait possible de transmettre des informations d'un cerveau humain à un autre à travers le cuir chevelu, sans utiliser de moteur ou de systèmes sensoriels périphériques. Selon les auteurs de l'étude, il s'agit d'un premier pas dans l'exploration de « nouveaux » moyens de communication et d'interaction entre les hommes. Ils citent notamment la possibilité de communiquer avec des personnes paralysées incapables de parler.

Comme nous invitent à penser tous ces témoignages, la télépathie serait aujourd'hui une capacité que nous pourrions tous acquérir, ou plutôt « retrouver ». Mais, outre cette connexion entre humains, certains clairvoyants seraient également disposés à mettre leurs facultés à la disposition d'êtres particulièrement intuitifs :

Nos plus fidèles compagnons !

CLAIRVOYANCE ANIMALE

C'est lors de ma formation en Sophrologie que j'appris que les animaux étaient toujours sur la fréquence d'ondes cérébrales « thêta ». Fréquence qui favoriserait la clairvoyance et la télépathie.

En effet, j'avais déjà conscience depuis longtemps que, de tous les êtres qui m'entourent, les animaux sont parmi les plus « connectés » à moi. Et notamment, quelques années auparavant, ma chienne Una. Un de mes rêves les plus marquants se passa lors d'un voyage en Thaïlande. Le séjour durant trois semaines, j'avais alors confié Una à mon ami Stéphane. Nous communiquions par mail et, durant les douze premiers jours, les nouvelles étaient bonnes. Après avoir passé deux jours sans nouvelles, je fis un rêve troublant et inquiétant : je voyais Una face à moi, très faible, les yeux très rouges, et par-dessus tout, profondément triste. Je la pris dans mes bras et la serrai très fort, ressentant sa détresse et essayant autant que possible de la rassurer.

Au réveil, je ressentais une tristesse immense et ma seule obsession de la journée fut de trouver une connexion Internet pour prendre des nouvelles de ma chienne. Après une journée d'attente interminable, je recevais un mail :

« Bonjour, Amélie, depuis deux jours, Una a cessé de s'alimenter et pleure sans arrêt, je ne sais plus quoi faire ? »...

Les derniers jours de vacances furent interminables, et je récupérai cette dernière dans un état d'asthénie totale. Il lui a fallu beaucoup de temps pour s'en remettre ; d'ailleurs, je crains qu'elle ne s'en soit jamais vraiment remise.

Aussi, il lui est arrivé une seule fois de s'échapper, et bizarrement, j'en avais rêvé la veille. Je pourrais énumérer bon nombre d'exemples comme celui-ci.

Nous ressentons les choses pour nos animaux, comme eux les ressentent pour nous, et l'état de conscience dans lequel nous nous trouvons durant les phases de sommeil paradoxal nous permettrait-il donc cette connexion directe avec nos compagnons à quatre pattes ?

Dans son livre *Les pouvoirs inexpliqués des animaux*, Rupert Sheldrake (docteur en sciences naturelles à l'université de Cambridge) a étudié pendant plus de cinq ans les différentes expressions de ces facultés hors du commun que peuvent manifester les animaux, et notamment ce phénomène de communication télépathique entre les animaux et les humains. Il démontre dans son ouvrage l'existence d'un lien invisible unissant les êtres humains, les animaux et l'environnement.

Nous sommes en effet inconsciemment reliés les uns aux autres par ce qu'on appelle les « champs morphiques », et c'est ce champ qui rend possible la communication télépathique. Plus il y a un lien affectif et émotionnel fort entre les êtres concernés, plus les possibilités d'échanges télépathiques deviennent élevées (une mère et son enfant, un maître et son chien…).

Les travaux de Rupert Sheldrake rejoignent à la fois les enseignements des grandes sagesses spirituelles et les découvertes les plus récentes de la Physique Quantique, qui tendent à démontrer que tout ce qui existe dans l'univers est relié dans un grand Champ d'Énergie Universel. Et nous prenons de plus en plus conscience que nous sommes, chacun d'entre nous, continuellement en interaction avec ce champ, et donc avec tous les êtres, notamment par nos pensées, nos émotions, et nos intentions. Dans ce sens, on pourrait presque dire qu'inconsciemment, nous sommes continuellement en communication « télépathique ». Aussi, plus nous élargirons notre champ de conscience, plus ce phénomène aurait tendance à s'amplifier.

Ce chapitre, axé plus spécifiquement sur la connexion entre l'homme et l'animal, me ramène d'ailleurs à une histoire de famille. Celle de mon arrière-grand-père du côté maternel, le Dr Marcel Maurice Béliard et son fidèle compagnon félin.

Ce dernier nous livre ici une touchante preuve du lien indéfectible entre un animal et son maître.

LE CHAT DU DOCTEUR BELIARD

Marcel Maurice Béliard était veuf et habitait à Paris. Né dans les années trente, il était un conférencier et un chirurgien-dentiste reconnu, spécialiste des « gueules cassées » de la Grande Guerre 14/18. Ce dernier adorait son métier. Sociable et très bon orateur, il aimait se sentir utile. Il aimait bien sûr par-dessus tout ses enfants, mais il était également très proche des animaux, et particulièrement de son chat, avec lequel il entretenait une relation complice, voire fusionnelle.

Un jour, sortant d'une conférence donnée sur l'île de Noirmoutier, usé par le travail et le poids des années, Marcel est victime d'une crise cardiaque. Décédé sur le coup, son corps est alors rapatrié à son domicile.

À cette époque, le cercueil restait ouvert quelques jours pour « veiller » le mort. Le chat du défunt homme se logea donc au plus près de son maître durant toute la veillée.

Puis vint l'heure de la cérémonie. L'heure pour les pompes funèbres d'emporter le cercueil loin de son fidèle compagnon. Mais le chat ne l'entendit pas de cette oreille, et lorsque ces derniers réussirent à le déloger de force, ce dernier sauta aussitôt par la fenêtre et rendit l'âme sur le coup. L'appartement n'était pourtant qu'au deuxième étage, mais il n'aurait pas même eu le réflexe, ou plutôt l'intention, de retomber sur ses pattes.

Quoi qu'il en soit, le chat est parti à cet instant rejoindre son maître pour toujours.

L'amour inconditionnel entre un être humain et un animal est parfois incompréhensible, ou du moins difficilement concevable pour certaines personnes. Pourtant, les témoignages de la sorte ne se comptent plus.

MARIANNE FOCH

LIBERTÉ, ÉQUIDÉ, FRATERNITÉ !

Je décide d'interroger une spécialiste en « Communication intuitive animale », pour que cette dernière nous explique comment elle procède pour entrer volontairement en connexion avec nos fidèles compagnons, et servir bien souvent d'interprète pour des maîtres n'ayant pas encore conscience de leur propre potentiel intuitif.

Je suis très heureuse de vous présenter à présent cette jeune femme que j'apprécie beaucoup.

Marianne est une grande cavalière brune, au regard profond.

J'ai rencontré cette dernière lors d'un voyage à Paris, il y a quelques années, alors que nous avions été sélectionnées pour faire de la figuration dans le film *Les vacances du petit Nicolas*, avec Valérie Lemercier et Kad Merad dans les rôles principaux. Nous avons alors eu la chance de tourner à leurs côtés dans les studios de Luc Besson à Saint-Denis. Ce fut vraiment une très belle expérience et nous avons passé un très bon week-end, profitant de l'occasion pour visiter Montmartre et flattant notre ego dans les limousines qui nous conduisaient aux studios. Au retour de cette aventure, nous eûmes la surprise de découvrir que nos conjoints respectifs se connaissaient déjà. Nous avons alors appris à nous connaître un peu plus et nous nous sommes d'ailleurs très bien entendues, nous invitant mutuellement assez régulièrement pour partager un repas ou pour papoter autour d'un café.

Aussi, à notre grande surprise, nous sommes tombées enceintes en même temps ! De manière totalement involontaire, bien sûr. Ce qui nous rapprocha encore un peu plus.

Malheureusement, l'arrêt de grossesse que j'ai pu évoquer un peu plus en amont dans ce livre a déclenché en moi un besoin de protection ; j'ai alors ressenti le besoin de prendre de la distance avec tout ce qui a pu être associé à cette période douloureuse. Ma relation avec Marianne compta en effet parmi les dommages collatéraux.

Je repris contact avec mon amie durant l'écriture de ce livre et je vous livre ici son témoignage sur son métier et sa passion :

La Communication Intuitive, et plus spécifiquement avec les animaux.

Marianne est née à Paris le 9 juin 1978.

Un événement brutal marqua la petite fille innocente qu'elle était à l'âge de cinq ans.

En effet, cette dernière perdit son père, duquel elle était très proche. Ce drame la renferma sur elle-même et elle devint particulièrement méfiante et réservée. C'est lorsqu'elle commença à monter à cheval, à l'âge de sept ans, que Marianne retrouva un second souffle et s'ouvrit un peu plus aux autres, mais elle a toujours gardé ce côté introverti « qui lui sert à observer », me dit-elle.

À l'âge de seize ans, alors qu'elle se posait beaucoup de questions sur la mort, elle vit apparaître son père assis à son bureau. Tétanisée dans un premier temps, la stupeur fit rapidement place aux larmes et Marianne ne ferma pas l'œil de la nuit. Cet événement marqua le début de son deuil.

Les lectures sur le thème de « l'après-vie » qu'elle découvrit ensuite, comme par exemple *La mort est un nouveau soleil* d'Elisabeth Kubler Ross, ont, pour reprendre ses mots, donné un sens à sa vie. La jeune femme commença alors à monter à cheval, une « béquille » qui la gardait en équilibre. Puis, de plus en plus proche de ses animaux, elle commença à ressentir une réelle connexion, comme si elle les comprenait naturellement par une sorte de télépathie innée.

Marianne m'exprime alors son incompréhension face aux personnes hermétiques à la communication animale : « *Quand quelque chose est naturel pour soi, il est parfois difficile d'admettre que les autres n'y arrivent pas...* »

Plus tard, alors âgée d'une trentaine d'années environ, cette dernière entame une formation en REIKI et fait la connaissance d'une praticienne en « Communication Intuitive ». Marianne commence alors à expérimenter la médiumnité ainsi que la télépathie de manière plus générale : arbres, poissons, oiseaux, océan, etc., avec tout ce qui « vit », pourrait-on dire. Et cela lui plaît beaucoup.

Mais certaines de ces pratiques auraient, selon elle, ouvert des portes un peu trop grandes. Et les expériences de communication avec des personnes décédées qu'elle a pu vivre durant cette période laissent à Marianne une sensation assez indigeste.

Voici son témoignage à propos d'une expérience médiumnique qui restera gravée à jamais dans sa mémoire :

« Un homme me sollicita un jour pour que j'entre en contact avec un ami à lui décédé durant la guerre en Afrique. Ce dernier avait promis de veiller sur sa femme et sa fille lorsque son confident était mourant. Ce qu'il a fait, ou ce qu'il a, selon lui, essayé de faire, en tout cas.

J'ai donc cherché à entrer en contact avec le défunt et me retrouvai alors comme "téléportée" dans une salle sombre et austère, un peu comme une salle d'interrogatoire… Un endroit qui ne laisse présager rien de bon, en tout cas. Je me rappelle une lampe se balançant sur ma gauche alors que j'apercevais son visage par intermittence. C'est alors que le défunt homme s'est approché brusquement à quelques centimètres de mon visage. Il était dans une colère noire. J'ai, à ce moment précis, pris toute sa haine en plein visage et eu la sensation de ressentir un violent coup de poing dans le ventre.

Il m'exprima alors tout son mécontentement :

Les choses ne se passaient pas comme il l'aurait voulu pour sa famille : sa femme avait retrouvé quelqu'un qu'il ne "sentait" pas du tout, sa fille n'était pas dans la bonne école, etc. Bref, ce n'était pas ce qu'il avait prévu pour elles !

Je retranscrivis de mon mieux le message du défunt à son ami… tentant tant que possible de ne pas trop le culpabiliser. Ce dernier eut toutefois beaucoup de mal à accepter mes propos, et sa réaction fut assez virulente également.

Double peine. J'ai mis beaucoup de temps à me remettre de cet épisode, très déstabilisant. Heureusement, j'ai expérimenté depuis beaucoup d'autres communications médiumniques bien plus agréables ! La plus récente étant une jeune fille qui venait me consulter pour obtenir des réponses aux questions qu'elle se posait sur sa vie, et souhaitant recevoir des conseils de son défunt père, de qui elle avait toujours été très proche. La communication fut très bienveillante et j'ai pu ressentir beaucoup de tendresse et de douceur me traverser lors de cette médiation. »

Mais Marianne, se sentant parfois trop « envahie », décida d'arrêter les communications humaines et de développer les communications animales qui, selon elle, restent beaucoup plus neutres : « *L'ego et la rancœur semblent inexistants chez les animaux.* »

Cette amoureuse de la nature et du monde animal pratiqua donc durant quelques années la communication intuitive pour les personnes souhaitant entrer en contact avec leur compagnon à quatre pattes. Marianne pouvait être sollicitée pour retrouver un animal, tenter de comprendre un comportement agressif, anxieux ou déprimé, et parfois pour aider des personnes à faire le deuil de leur ami fidèle.

« J'ai pu remarquer que les gens sont de plus en plus demandeurs de messages de confort », me confie Marianne.

« Les maîtres se soucient de plus en plus du bien-être de leur animal. Par ailleurs, mes services sont également souvent sollicités en cas de deuil, parfois pour "s'excuser" d'une euthanasie. Il m'arrive d'accompagner des animaux en fin de vie.

Ce qui est le plus délicat pour moi reste la sollicitation dans le cas de la disparition d'un animal. Les maîtres, souvent très anxieux et impatients, me mettent beaucoup de pression qu'il m'est parfois difficile de gérer. Il faut savoir que pour être dans les meilleures conditions, je dois me sentir la plus sereine possible, et c'est seulement dans le calme qu'il m'est possible d'obtenir des indications. Les gens bloquent parfois inconsciemment la communication par leur comportement oppressant. »

Marianne enseigne aujourd'hui à ses élèves comment « faire le vide » et élargir notre état de conscience pour développer la télépathie et pratiquer la communication intuitive, lors de stages qu'elle organise sur Saint-Sulpice-de-Royan, plus spécifiquement avec les animaux. Ce que lui guidait finalement son cœur depuis toujours.

FRÉDÉRIC CHOTARD

UN APNÉISTE À COUPER LE SOUFFLE !

« Le bonheur pour une abeille ou un dauphin est d'exister, pour l'homme, de le savoir et de s'en émerveiller. »

Jacques-Yves Cousteau

Lors de l'écriture de ce livre, j'ai également eu la chance de découvrir une croisière d'apnée en immersion avec les dauphins au sud de la mer Rouge. Un séjour organisé par un homme entretenant un lien tout particulier avec ces animaux « touchés par la grâce », tout comme cet apnéiste, d'ailleurs, et capable de communiquer avec eux de manière assez surprenante.

Frédéric Chotard est l'initiateur de l'apnée « delphinienne ». Une plongée respectueuse de ces fascinants mammifères marins et qui s'inspire de leurs mouvements et comportements pour élargir notre propre conscience et vivre plus en harmonie avec tout ce qui est, en commençant par nous-mêmes.

À bord d'un magnifique voilier en bois « La VELA », nous partîmes à la rencontre des dauphins dans une eau à 29 °C. Le rêve.

Le stage était également rythmé par des ateliers d'improvisation musicale encadrés par Marc Vella : pianiste nomade et écrivain célèbre que je présenterai plus en détail lors du chapitre sur « La musique et les États Élargis de Conscience ». En effet, sur le thème de « la fausse note », Marc nous invite ici à improviser au piano : s'autoriser à jouer, pour s'autoriser à Vivre !

Le parallèle de Marc sur la musique et la vie en général a apporté une dimension pharaonique à ce séjour en Égypte ! Le but de cette semaine étant en effet d'aller explorer les profondeurs, en commençant par les nôtres. Frédéric Chotard nous a permis ici cette intériorisation… par le biais de la rencontre avec les dauphins, mais également de la méditation.

« Ce qu'il est important de dire, en outre, sur l'apnée delphinienne, c'est d'abord que ce n'est pas une apnée avec les dauphins (ça, c'est la cerise sur le gâteau), mais comment apprendre à s'inspirer des dauphins pour faire rentrer "en nous" ce qu'ils ont à nous enseigner. Se "delphiniser", en somme. Et découvrir que l'apnée est beaucoup plus qu'un sport en vogue ou un outil de performance, mais une véritable philosophie nous faisant accéder à :

Une apnée plus thérapeutique : par le miroir de l'eau, observer ses peurs et ses limitations, puis nous en libérer.

Une apnée plus artistique, ou comment danser sous l'eau dans les trois dimensions en cultivant la beauté du geste et de la nage.

Une apnée plus collective en s'accompagnant en apnée sous l'eau et en créant, du coup, du lien fort avec d'autres humains.

Une apnée d'exploration, en ne restant pas cloîtré sur un filin, mais en découvrant des sites sous-marins en apnée, ce qui est différent du snorkeling, où les nageurs restent en surface.

Et, effectivement, pour aider ce processus, j'utilise dans l'enseignement des techniques terrestres autour de la méditation dynamique, des ateliers sur le souffle et la respiration, d'autres autour du yoga pour l'apnée, ou de l'intelligence collective…

Tout cela permet d'une certaine manière de mieux comprendre et ressentir les merveilleux messages que les dauphins nous envoient, mais que, souvent, on ne peut pas entendre, l'humain moderne étant trop souvent cérébral et coupé de la puissance de ses ressentis.

La rencontre des dauphins, baleines et autres cétacés est une expérience magique. Elle laisse au cœur de ceux qui ont eu la chance de la vivre une expérience inoubliable qui les touche au plus profond d'eux. Parce que rencontrer ces animaux est un privilège rare, il est primordial que les rencontres soient préparées par une conscience de respect fondée sur des connaissances appropriées et une expérience de terrain. C'est ce que tente d'apporter "Sea Dolphin".

Lorsque les rencontres vont au-delà du simple et déjà immense privilège de voir des animaux sauvages, par les bouleversements émotionnels profonds qu'elles peuvent parfois susciter, on comprend que "l'expérience dauphin" puisse demander un accompagnement particulier afin de révéler en chacun le sens profond qui y est caché. C'est ce que je souhaite transmettre :

Aller au cœur de soi par les rencontres marines.

La mer est un miroir que ses habitants tentent de nous faire accepter avec subtilité et émerveillement, et en cela, plonger librement et en conscience dans les océans est une formidable école de la vie. »

L'apnée delphinienne est une apnée qui tend, entre autres, à se connecter le plus harmonieusement possible avec ces hypnotiques mammifères marins. Un échange basé sur le respect que nous invite à vivre Frédéric Chotard lors de ce séjour et dont il nous livre ici le sens.

« Lorsque j'ai commencé à m'intéresser à cette "quête delphinienne", c'était peut-être pour apprendre plus des dauphins par l'apnée et de l'apnée par les dauphins.

J'avais cette sorte d'intuition que le fait de les observer et d'être à leur côté allait me mettre sur un chemin qui me parlerait vraiment. C'est peut-être une façon plus "Yin" ou plus "féminine" de voir l'apnée, où on va être plus dans l'accueil des sensations. C'est une école de vie incroyable pour aller chercher son propre potentiel, dans une apnée plus "collective", car j'aime beaucoup faire plonger les gens ensemble, où nous allons danser sous l'eau. L'idée est de créer une vraie relation sous l'eau. C'est quelque chose d'assez fort lorsqu'on rencontre un dauphin, on est ému, touché, et c'est d'autant plus fort quand on partage ce moment avec d'autres congénères.

L'apnée delphinienne est également une apnée d'exploration… Visiter un site librement, passer dans des grottes… Le fait de pratiquer la méditation et d'approfondir par là même notre niveau de conscience nous met dans un état "second" qui va nous faire vivre la plongée totalement différemment.

Les gens viennent en s'investissant… en allant creuser quelque chose en eux-mêmes. C'est en prenant conscience de cela que j'ai commencé à faire des thèmes pour apporter cet aspect "engagé et authentique" au travers d'exercices d'apnée et de méditations quotidiennes… Un travail sur le souffle et sur le corps pour prendre le temps d'aller voir ce qu'il se passe en nous pour, par la suite, aller plus loin dans la rencontre avec les dauphins.

Je me suis également rendu compte que, pour certaines personnes, rencontrer un dauphin représentait un départ vers une vie plus vraie… Ça réveillait quelque chose… Le vecteur de l'émotion est en effet essentiel dans cette approche ! Il se passe quelque chose de magique qui nous fait rencontrer l'autre avec une dimension de cœur, car il y a avant tout une recherche d'Amour au travers de tout ça.

Le dauphin nous enseigne à plus tourner notre regard vers l'intérieur et l'apnée nous invite à trouver nous-mêmes notre propre chemin. Une ouverture de cœur qui peut nous faire prendre conscience de ce que nous voulons vraiment dans notre vie…

… Et puisque j'ai vécu ça, pourquoi ne pas vivre mon rêve à moi ? »

Cette phrase résonna souvent en moi durant le séjour. Pourquoi ne pas vivre mon rêve à moi ? Mes rêves ? Tous mes rêves ?

C'est donc ce que je fis de retour en France en prenant contact avec Faiçal, un guide tunisien proposant des séjours à thème dans le désert du Sahara avec qui je communiquais régulièrement depuis sa première invitation à découvrir le désert. J'ai alors décidé de mettre en place dès mon retour des séjours de Marche et de Sophrologie dans le désert tunisien. J'en ai d'ailleurs déjà réalisé deux à ce jour, et j'ai eu la chance de fêter le 31 décembre 2018 sous les étoiles en plein cœur du Sahara. Un moment magique.

Quoi qu'il en soit, lors de cette immersion en mer Rouge, je découvre beaucoup sur moi-même par le biais des dauphins et passe le plus clair de mon temps avec eux dans l'eau, mon élément. D'ailleurs, les autres participants me taquinent beaucoup, semblant déjà voir des écailles pousser sur mon corps… Bref, je vis déjà un rêve, et je veux que ce rêve se prolonge. Je fais alors part à Frédéric de mon souhait de travailler ici avec lui : d'allier ma passion et mon travail ! Les deux étant totalement complémentaires… Travailler auprès des dauphins… MON RÊVE !

J'ai la chance d'avoir pu réaliser ce rêve, accompagnant maintenant Frédéric en tant que Sophrologue du séjour. Cette « Science de la Conscience » qu'est la Sophrologie s'allie parfaitement à la philosophie delphinienne proposée par Frédéric. J'ai pu en prendre conscience lors de mes nombreuses plongées avec ce guide hors du commun qui propose une approche bienveillante et respectueuse des mammifères, s'inspirant du comportement des dauphins, dans leurs mouvements, mais également dans leur attitude au sein du groupe.

Aussi, la méthodologie transmise dans cette pratique sophrologique est axée sur la respiration, la relaxation dynamique et les exercices statiques (visualisations). Des techniques qui vont nous permettre d'apaiser le mental et d'accéder à un état de calme intérieur tout à fait propice à cette rencontre delphinienne, car cet état de paix intérieure a tendance à attirer ces mammifères naturellement vers nous. Il nous permet également de nous relier plus facilement les uns aux autres, créant ainsi une « aura » différente au groupe de plongeurs, et rajoutant là une dimension supplémentaire à cette merveilleuse expérience, humaine avant tout. Aussi, et comme nous le démontrent les plus grands « apnéistes » du monde, l'élargissement de l'état de conscience nous permet de décupler rapidement nos capacités pulmonaires et d'augmenter ainsi considérablement la durée d'immersion avec les dauphins pour pouvoir profiter pleinement de ces moments de grâce. Des moments intimes. Hors du temps… Hors de TOUT !

Lors des séjours, Frédéric nous explique que les dauphins sont en effet capables d'utiliser une langue audiovisuelle bien particulière. Ils communiquent entre eux par le biais d'images codées en signaux ultrasonores. Ils émettraient donc différents types de sons, de fréquences variables, certains servant à communiquer, d'autres à se repérer dans l'espace. Le système d'émission chez le dauphin est bien plus complexe que chez l'homme. L'homme n'est en effet capable de produire que du son audible, c'est-à-dire entre 20 et 20 000 Hz, c'est la composition physique de ses cordes vocales qui l'impose.

Aussi, les dauphins nous « scanneraient » et ne verraient pas notre corps physique, mais plutôt notre corps « énergétique » ou « émotionnel » pourrait-on dire, et Frédéric nous précise que les dauphins percevraient nos émotions par des formes et des couleurs. Je rappelle au passage que leurs ondes cérébrales seraient d'ailleurs constamment sur la fréquence « thêta », comme lorsque nous entrons dans un état méditatif assez profond, aux portes du sommeil.

Une intention d'ouverture et d'amour aurait alors évidemment tendance à les attirer, contrairement à des émotions telles que la colère ou l'anxiété.

J'ai pour ma part réellement perçu ce phénomène lors des nombreuses plongées en immersion avec ces êtres extraordinaires. Par exemple, le premier jour, partie un peu à froid et sans préparation méditative préalable, je nageais un peu frénétiquement lorsque je les aperçus. Je constatai rapidement que cette sorte de stress ou d'appréhension de ne pouvoir les approcher ne les mettait pas en confiance. En outre, je pris conscience que le fait d'apaiser mon mental, de « lâcher prise » et d'émaner une énergie axée sur la sérénité me faciliterait beaucoup la rencontre. Cet état me permettant par ailleurs de décupler mes capacités pulmonaires et de profiter pleinement des plongées avec eux.

Ce fut en effet le cas dès la deuxième plongée.

Le simple fait de croiser leur regard me remplit alors d'une gratitude infinie. Voir les bébés dauphins m'inviter à jouer avec eux par leurs ondulations exagérées et leurs regards insistants, nager à leurs côtés dans cette bulle de douceur et de sagesse qu'ils nous invitent à pénétrer fut un privilège immense, de réels moments de grâce auxquels je repense souvent lorsque j'ai besoin de plus de force ou de confiance dans ma vie. Cette rencontre avec les dauphins est une expérience mémorable, au-delà de tout ce que j'aurais pu imaginer.

Un partage que je tente de vous livrer au mieux dans ce chapitre, même si parfois, les mots paraissent dérisoires face à tant de beauté et de magie. Il peut en effet être difficile de trouver les mots justes face aux émotions qui nous submergent durant certains « États de contemplation ». Des moments intimes, et pourtant des moments offrant en effet un Élargissement de la Conscience, dans un flottement « effet mer » et éternel… Comme un avant-goût du Paradis…

Aussi, outre ces moments de grâce et cet élargissement de conscience, l'apnée delphinienne nous invite également à méditer sur une philosophie de vie dont le but est de nous responsabiliser, ou du moins de nous donner à réfléchir sur nos rapports aux autres. Sommes-nous assez attentifs aux personnes qui nous entourent ? Nos intentions sont-elles toujours bienveillantes et gratuites ? Et d'une manière plus générale, vivons-nous plutôt dans l'amour ou plutôt dans la peur ? …

Ainsi, l'aventure humaine que peut offrir cette croisière, rythmée par ces moments de partage, de rire, d'entraide, de complicité, de prises de conscience, parfois d'incompréhension… (mais surtout d'émerveillement) reste gravée à jamais au plus profond de moi.

Pour clore cette parenthèse delphinienne, je souhaitais vous livrer un des poétiques témoignages de Marie-Laure Klinger. Marie-Laure et Frédéric nous offrant lors des plongées une danse sous-marine quotidienne, un spectacle aquatique d'une rare beauté. J'éprouve beaucoup de gratitude envers ces deux grands apnéistes avec qui j'ai eu la chance de partager des moments inoubliables durant ce séjour, et qui m'ont beaucoup touchée par leur douceur, leur bienveillance et leur générosité. Marie-Laure organise également des ateliers d'écriture intuitive sur le bateau, et j'ai vraiment pris beaucoup de plaisir à participer à ces échanges, emplis de poésie, autour du thème de l'eau.

Une nouvelle respiration encore, cette fois portée par un vent de Nord.
Face au désert aux galbes dessinés, une tribu humanoïde avance légèrement saoulée.
L'ivresse ne se lie pas seulement aux profondeurs,

Mais aussi à la joie de ne pas se soucier de l'heure !

De leurs longues silhouettes élancées,

Nous avons tenté de nous inspirer.

Dans leur antre, nous avons chaussé nos palmes patinées,

Soucieux de ne pas les brusquer.

Les voilà, Tursiops sauvages, résolument indépendants,

Enchaînant les figures et se dévoilant.

De la caresse salée de la belle Rouge nous nous sommes délectés,

Par tous, tour à tour, sourires et gentillesse ont été distribués.

Des bulles de champagne égyptien nous avons répété le mouvement sous l'eau,

Pour recréer la fraîcheur de l'effervescence et cultiver le beau.

L'effet « joie » agite les sens, enfin à l'écoute, affûtés, aiguisés

Le cocon du voilier en est devenu pour une semaine l'écrin bénitier.

Offrant du temps pour penser, se « pauser » et se pencher sur l'autre.

L'autre : dauphin, humain, à écailles, végétal,

L'autre, gorgone, fleur d'osier ou épave engouffrée.

La nature offre la beauté requise,

À l'Homme de veiller qu'il ne la brise.

Je garde en mémoire ces moments à ressortir,

Comme ceux dont on remplit les tirelires.

Parce qu'ils sont précieux de simplicité

Et invitent à continuer de partager !

Merci à tous pour vos rêves d'avoir œuvré…

Marie-Laure Klingner

OLIVIER VERNE

LE RÊVEUR LUCIDE

« *Tout grand rêve commence avec un rêveur. Rappelez-vous toujours, vous avez en vous la force, la patience et la passion d'atteindre les étoiles pour changer le monde.* »

Harriet Tubman

De retour en France, et une fois remise de mes émotions delphiniennes, les consultations reprirent leur cours. Je décidai alors d'interroger un patient sur un sujet très intéressant évoqué lors d'un précédent rendez-vous, et encore une fois en synchronicité parfaite avec mon avancée dans l'écriture de ce livre :

Le « rêve lucide ».

J'ai en effet commencé à m'interroger à la fin d'une séance d'hypnose que je donnais à mon cabinet lorsque je vis mon patient Olivier regarder longuement ses mains après avoir ouvert les yeux.

Je lui demandai alors si tout allait bien, et il me répondit que oui, tout allait très bien, puis il marqua un temps et me fit part de cette méthode qu'il pratiquait depuis quelques années. Olivier m'explique alors qu'un « rêve lucide » est un rêve durant lequel le rêveur prend conscience qu'il est en train de rêver. La plupart ont lieu durant la phase de sommeil paradoxal. Ils peuvent se réaliser sans effort préalable ou résulter d'un entraînement quotidien, comme dans le cas de mon patient. Se savoir en train de rêver offre au rêveur la possibilité d'exercer un contrôle délibéré non seulement sur ses actions, mais sur le contenu du rêve et sur son déroulement ! Génial. Comment ai-je pu passer à côté de ça jusqu'à maintenant ?

Je me remémore alors un film inspiré de ce sujet : *Inception* avec Leonardo DiCaprio, film que tout le monde a vu, mais que personne n'a compris. Moi-même ayant sombré dans un « État de Conscience Approfondi »… enfin, un sommeil profond, si vous préférez, passées les dix premières minutes du film !

Je me dis que seuls les initiés à cette technique ont dû comprendre le film…

Par ailleurs, je me rappelle qu'il m'est en effet déjà arrivé au moins une fois d'avoir involontairement pris conscience que j'étais en train de rêver, durant la période de l'adolescence. Perturbée par ce phénomène, j'ai alors fait en sorte de me réveiller rapidement, mais un peu frustrée par la suite de ne pas avoir profité de cette occasion de réaliser des choses impossibles pour l'heure dans la réalité ! J'ai alors souhaité que l'opportunité se reproduise, en vain. Du moins, je n'en ai pas le souvenir.

Je questionne alors Olivier sur le sujet. Comment et pourquoi en est-il venu à pratiquer cette technique surréaliste ? Comment procéder ?

Voici son témoignage :

« Un jour, une amie m'a confié qu'elle avait vécu une expérience assez surprenante. En effet, quelque temps auparavant, alors qu'elle était endormie, celle-ci prit conscience qu'elle se trouvait en plein rêve, et pouvait alors réaliser tous ses désirs : réalistes ou non !

Après avoir échangé avec elle un long moment sur ce sujet, je réalisai que je pouvais également vivre cette expérience, et ce de manière volontaire. Il me suffisait juste d'entraîner mon esprit. Je décidai alors d'approfondir le sujet et me procurai une méthodologie : *Introduction au rêve lucide* de Stéphane Laberge, et visionnai quelques témoignages sur Internet. Selon ce médecin, et pour reprendre ses termes : La réalité ne serait rien d'autre qu'un "rêve forcé".

Pour pouvoir moi aussi exploiter cette capacité dont je n'avais pas vraiment conscience jusque-là, j'ai commencé à faire, plusieurs fois par jour, des "tests de réalité" : la base de l'initiation au rêve lucide.

Les tests de réalité sont des techniques qui permettent de discerner les rêves et la réalité. On peut dire qu'ils sont une des "clés" du rêve lucide. Il est aussi très important de faire en sorte que vous vous attendiez à ce qu'ils produisent les résultats.

En effet, si nous entraînons notre conscience à "douter de la réalité" et à réaliser un geste répétitif lorsque nous sommes éveillés, nous aurons tendance à le répéter machinalement dans nos rêves ! Les tests de réalité peuvent donc être effectués à l'état de veille ou en rêve. En phase de rêve, l'idéal est d'en faire un dès que quelque chose dans votre environnement vous semble bizarre de quelque manière que ce soit. Vous pouvez aussi choisir d'en faire à l'état de veille dans une situation qui attrait à un des thèmes récurrents de vos rêves, ou tout simplement dès que vous pensez au rêve lucide (une dizaine de tests par jour, c'est l'idéal, il est inutile d'en faire beaucoup plus).

Un des tests les plus pratiqués consiste à regarder ses mains très fréquemment. C'est un des tests les plus simples, si elles ont trop ou pas assez de doigts, n'ont pas la bonne forme ou ont changé de couleur, c'est que vous êtes en train de rêver. Si elles sont normales, vous êtes sans doute dans la réalité. Mais il existe pas mal d'autres tests, comme par exemple le test qui consiste à se boucher le nez et essayer de respirer par le nez. Si vous y arrivez, c'est que vous êtes en train de rêver. Sinon, vous êtes probablement dans la réalité ! Un test avec les mains consiste à tirer légèrement sur un de ses doigts. Si vous êtes en train de rêver, il se peut que votre doigt s'allonge, s'étire et autres effets normalement impossibles. Si rien d'anormal ne se passe, c'est que vous êtes probablement dans la réalité.

Aussi, les horloges fonctionnent bizarrement en rêve. Ceci est valable autant pour les montres et réveils à affichage digital que pour ceux, plus traditionnels, à aiguilles. Si l'affichage digital comporte des caractères que vous ne comprenez pas, une heure qui ne peut pas être la bonne, si l'horloge traditionnelle a trop d'aiguilles, etc., vous êtes probablement en train de rêver.

Enfin, avec un texte écrit : Si une partie des caractères ou mots ne ressemblent à rien que vous connaissez ou si les mots changent au fur et à mesure que vous essayez de les lire, vous êtes probablement en train de rêver. Pour vous en assurer, lisez et mémorisez quelques mots du texte, détournez le regard et lisez à nouveau. Si le texte a changé, c'est que vous êtes en train de rêver.

Pour bien faire un test de réalité, il faut le faire en remettant plusieurs fois en question la réalité, même si vous êtes bien certain d'être éveillé. Faites les tests en vous attendant à ce qu'ils donnent un résultat de rêve, même si vous ne pensez pas sincèrement que vous êtes en train de rêver. Cela vous permet, même si les tests vous indiquent que vous ne rêvez pas, de les associer mentalement au résultat qu'ils donneraient en rêve. De cette façon, quand vous ferez ces tests en rêve, vous avez plus de chances de réussir à devenir lucide.

Étant donné qu'un test est rarement fiable à cent pour cent, dans un sens ou dans l'autre, faites-en toujours plusieurs les uns après les autres : soit pour ne pas vous mettre en danger en réalité en vous croyant en train de rêver, soit pour ne pas manquer l'occasion de devenir lucide en rêve !

Aussi, s'entraîner à se souvenir de ses rêves est important pour "muscler" sa conscience. Il est d'ailleurs conseillé de se procurer un petit cahier et d'y retranscrire par écrit les souvenirs de ces aventures nocturnes. Même si rien ne vient en se réveillant, le simple fait de se concentrer sur cette intention permettra bien souvent un petit déclic, et il sera de jour en jour plus facile de retrouver certains éléments du rêve. »

Olivier nous livre ici les bases du rêve lucide. Le mot « danger » m'interpelle. Je m'interroge alors sur d'éventuelles contre-indications ou risques liés à cette pratique.

Au fil de mes recherches, je constate que depuis trente ans que les rêves lucides ont été étudiés en Occident par divers psychologues, il n'existe aucune preuve qu'ils soient « anormaux » ou nocifs pour la santé d'une quelconque manière, mais ces derniers peuvent cependant occasionner certains désagréments qu'il est important de connaître pour rester toujours maître de soi.

En effet, les rêves lucides peuvent être utilisés pour différentes raisons : certains peuvent y prendre part juste pour s'amuser, d'autres comme drogue non dangereuse ou comme machine virtuelle naturelle. S'amuser, explorer des univers fantastiques est une utilisation tout à fait valable du rêve lucide. Cependant, il est important de faire attention à ne pas l'utiliser comme une échappatoire à la vraie vie. Si vous constatez que vous passez plus de temps à dormir que nécessaire, ou que vous pensez plus souvent au rêve qu'à la réalité, soyez prudent.

Par ailleurs, il peut engendrer dans certains cas une confusion entre le souvenir d'un rêve et la réalité. Il a en effet été observé quelques rares fois que l'amélioration rapide du souvenir de rêve, à partir d'un rappel très faible ou nul, a amené à croire réel un souvenir issu d'un rêve, lorsqu'il n'y avait pas de moyen évident et immédiat de vérification ou de comparaison. En plus d'être complètement exceptionnel, isolé, temporaire, ce phénomène ne concerne pas à proprement parler le rêve lucide et n'a jamais porté préjudice. Aussi, comme pour l'hypnose ou toute technique visant à expérimenter un État de Conscience Élargi, le rêve lucide est déconseillé chez les personnes présentant des signes de dissociation ou de schizophrénie, au risque d'engendrer une décompensation[2].

Pour qui ?

Tout le monde aurait donc cette capacité « innée » à pratiquer les rêves lucides. Ils peuvent avoir lieu à n'importe quel moment de la vie, mais comme la plupart des phénomènes ou dérèglements liés au sommeil, ils apparaissent en général à l'enfance ou à l'adolescence. Il reste toutefois plus aisé d'analyser les rêves lucides chez l'adulte dans la mesure où un enfant pourrait ne pas être capable d'exprimer des explications ou des réflexions sur le sujet.

Aussi, des études ont montré que les gens qui sont davantage dans la réflexion et l'introspection sont plus enclins à faire des rêves lucides que les autres. Certaines données montrent que les gens qui font des rêves lucides ont tendance à avoir une capacité métacognitive supérieure, soit une plus grande capacité à réfléchir et rendre compte de leurs propres processus mentaux. Ainsi, cela revient à

---

[2] En médecine, la décompensation désigne la dégradation, souvent brutale, d'un organe ou d'un organisme qui était jusqu'alors maintenu en équilibre par des mécanismes de compensation qui empêchaient la survenue de ce dérèglement.

réfléchir sur la pensée. Les IRM (Imagerie par Résonance Magnétique) pratiquées sur le cerveau des personnes sujettes à des rêves
lucides fréquents ont montré qu'il y avait plus de matière grise. La
matière grise du cerveau influe sur la pensée consciente, la mémoire,
la prise de décision et le contrôle de soi. Il se peut donc qu'elle con-
tribue à l'accroissement de la capacité métacognitive d'un individu
et, par conséquent, à sa tendance à faire des rêves lucides.

Pour Olivier, parler à un personnage des rêves est une expérience
particulièrement intéressante. « Un peu comme si on parlait à notre
subconscient, ce qui peut engendrer pas mal de prises de conscience ! »

Aussi, durant la période où cet « aventurier de l'inconscient » s'exer-
çait au rêve lucide de manière assez assidue, il a pu constater que des
facultés comme la clairvoyance ou la prémonition s'en trouvaient
augmentées.

« Par ailleurs, plus les expériences sont récurrentes et plus les sens se
décuplent », affirme-t-il.

« En effet, j'ai vécu des expériences fantastiques dans des paysages
merveilleux. J'étais alors capable de ressentir les sensations au toucher, les odeurs et même les saveurs ! J'ai pu toucher l'acier en
sentant le froid, la rugosité d'une corde… Comme dans la réalité ! Il
n'y a plus aucun interdit, on peut tout faire, c'est Disneyland !

Certains moments perdureront à jamais dans ma mémoire. Je me
souviens cette nuit où j'ai découvert une civilisation maya, dans laquelle je me suis émerveillé devant des temples éblouissants, peut-
être le plus bel endroit que je n'ai jamais vu et ne verrai jamais. Je
me rappelle aussi la fois où j'ai sauté en parachute… Mon cœur bat-
tait très fort ! Aussi fort que le jour où je me suis retrouvé au beau
milieu d'une diligence de cow-boys tirée par six chevaux. Nous passions dans des chemins très sinueux et les chevaux galopaient très
vite ! Mais le souvenir le plus marquant fut le jour où je me suis retrouvé face à ma grand-mère (jeune) ; elle était particulièrement
souriante. Alors que nous marchions tous les deux, je me suis retrouvé face à ma mère, décédée, elle aussi, et ma sœur (toujours en

vie). Le seul détail qui différait de la réalité était ses lunettes, qui n'étaient pas les siennes. J'étais très ému. Ce fut vraiment une expérience particulièrement intense émotionnellement. »

Conséquence de cette pratique ou pas, Olivier m'explique qu'il a également vécu quelques « dé corporations » à la suite de certains rêves. Sa conscience se serait retrouvée au-dessus de son corps à plusieurs reprises, et durant les quelques minutes qui ont suivi, il a ressenti une paralysie totale de ses membres. Ce fut assez spectaculaire et inquiétant, me confie-t-il.

Après ce témoignage fort intéressant, j'ai décidé d'expérimenter cette méthode et de tenter de pratiquer moi-même ces fameux rêves lucides.

LA RÉALITÉ… UN RÊVE FORCÉ ?

Olivier avait donc commencé à me parler de cette méthode avant mon voyage en Égypte (dont je vous ai parlé un peu plus haut), et la première expérience inhabituelle que j'ai vécue se passa sur le bateau alors que j'allais m'endormir en regardant l'horizon par le hublot, bercée par les vagues et repensant à la journée extraordinaire que je venais de vivre en compagnie de mes amis les dauphins.

Je ne sais pas si on peut appeler ça un « rêve lucide », étant donné que je ne dormais pas, toujours est-il que ça ne m'était jamais arrivé auparavant.

En effet, avant la phase d'endormissement, et alors que j'étais encore bien réveillée, j'eus un gros « flash » dans lequel je vis deux dauphins apparaître face à moi, comme si je me trouvais moi-même dans l'eau à ce moment-là ! J'aurais pu les toucher tellement ils étaient près de moi, et chaque détail était très précis. Ils étaient là… Plus vrais que nature ! J'ai alors poussé un petit cri pour prévenir ma collègue de chambre qui était également mon binôme de plongée, mais tout en poussant ce cri, je pris conscience que c'était impossible, que j'étais dans mon lit… et que mon amie allait sans doute me prendre pour une folle.

La deuxième expérience que j'ai vécue au retour de mes vacances, alors que je continuais à pratiquer régulièrement les tests de lucidité, fut tout aussi surprenante :

Cette fois, j'étais en plein rêve, je me voyais survoler un escalier assez sombre qui menait dans un endroit particulièrement lugubre dans lequel je n'avais pas du tout envie d'aller. Je me suis alors posé la question par réflexe : « Suis-je en train de rêver ? » Tout en me posant la question, je me rendis bien compte que je dormais ! (Oui, je vole rarement lorsque je suis réveillée…) J'ai tout de même regardé mes mains (au cas où), et là, j'ai constaté sans grande surprise qu'une branche me sortait du poignet gauche. Je compris cet instant que j'étais bien dans un rêve, que je pouvais donc TOUT faire, que je pouvais aller PARTOUT !

Étonnamment, le premier endroit qui me vint à l'esprit fut la plage de Nauzan sur la commune de Vaux-sur-Mer. La plage sur laquelle nous passions des journées entières, des semaines entières et des étés entiers avec mes parents, lorsque j'étais petite.

Je me suis alors installée sur ma serviette ! À côté de ma mère et juste en face du marchand de bonbons qui avait fait fortune grâce à moi. Je voyais mon père sur sa planche à voile, et puis je me voyais sautant dans les vagues et mimant l'anguille et le dauphin pour épater la galerie.

Des passages de l'enfance. Purs moments de bonheur, d'insouciance et de sérénité que je pouvais enfin revivre dans ce rêve lucide. Je suis d'ailleurs très émue en y repensant.

Le temps s'écoule en un battement de cils.

Mais, si excitée et pressée d'exploiter au maximum cette opportunité qui m'était offerte de réaliser tous mes rêves, je me suis sentie quelque peu oppressée et ne profitai pas autant que j'aurais pu de cette chance de revivre ces si beaux moments de ma vie ! Puis, ne sachant plus où donner de la tête… je me suis réveillée.

Au réveil, je me suis bien sûr sentie un peu frustrée, pensant aux endroits dans lesquels je pourrais aller la prochaine fois, enfin, si cela m'arrivait à nouveau !

Qu'allais-je bien pouvoir explorer durant mon prochain rêve lucide ?

Ce dernier ne tarda pas. À peine deux nuits se furent-elles écoulées depuis l'expérience que je viens d'évoquer et je me retrouvai de nouveau au beau milieu d'un rêve lucide. Cette fois, je suis accompagnée de ma cousine, Julie. Je ne me rappelle plus exactement l'endroit dans lequel nous nous trouvions, mais toujours est-il que je pouvais de nouveau me rendre où je voulais. Le hic étant que Julie, qui m'accompagnait dans mon rêve, n'était, elle, pas consciente qu'elle rêvait ! Alors elle joua malgré elle un peu les rabat-joie et me dit qu'on ne pouvait pas partir… Son rêve étant sa réalité !

Bref, ma cousine n'étant donc pas en phase avec moi à ce moment précis, je décidai de ne pas la laisser seule. Évidemment, je me sentis une nouvelle fois frustrée de ne pas pouvoir réaliser sereinement mes rêves les plus fous ! En tous cas, j'ai désormais en ma possession de nouveaux outils, dont j'aurai sûrement l'occasion de me resservir.

Le rêve lucide est donc un état de conscience que nous pouvons vivre lors des phases de sommeil paradoxal, mais forcé est de constater que nous pouvons vivre bien d'autres expériences surprenantes entre veille et sommeil…

CYRILLE ARNAUD
ET LA TRANSE HYPNOTIQUE

L'Hypnose est également un État de Conscience Élargi dans lequel la fréquence des ondes cérébrales s'abaisse. Un état de conscience, entre veille et sommeil, provoqué d'abord par une induction suivie d'un approfondissement, puis entretenu par la suggestion. Elle est d'ailleurs souvent définie comme « une sorte de sommeil artificiel provoqué ». Pourtant, le rythme cardiaque et la respiration d'un sujet hypnotisé sont beaucoup plus proches de ceux observés à l'état de veille que dans le sommeil naturel.

Tout le monde est donc réceptif ou « subjectif » à l'hypnose, puisque c'est un état dans lequel nous nous trouvons plusieurs fois par jour sans même nous en rendre compte. Tout simplement lorsque l'inconscient (esprit créatif et sensoriel) prend le pas sur le conscient (esprit d'analyse et de réflexion). Lorsque l'imaginaire prend le pas sur la réalité. Qui n'a jamais vécu un trajet en voiture paraissant beaucoup plus rapide que les précédents ? Tout simplement parce que nous nous trouvons absorbés par nos pensées, nos projections, par cet état de rêverie semi-consciente. Il est d'ailleurs vital pour notre mental de vivre plusieurs fois par jour ces phases de « décrochage ».

Tout le monde est donc réceptif, oui ! Mais à des degrés différents. Par exemple, dans une approche thérapeutique ou d'accompagnement, la séance se fera plus aisément en individuel, et le thérapeute ou praticien prendra le temps et les éléments nécessaires au bon déroulement de la séance pour accompagner la personne dans ce qu'elle souhaite améliorer dans sa vie. À côté de ça, en ce qui concerne la technique utilisée en Hypnose dite « de spectacle », seulement (en moyenne) 15 à 20 % de la population y est réceptive. L'hypnose employée pour le spectacle, divertissement ou démonstrations provoquant en effet un état de transe particulièrement rapide et profond.

J'en profite pour vous faire part de la différence entre hypnose de spectacle et hypnose d'accompagnement, thérapeutique ou médicale.

L'une, dans un temps relativement court, vise tout simplement à démontrer, divertir, tandis que l'autre, dans un temps beaucoup plus élargi et étalé sur plusieurs séances, vise à vous accompagner dans la suppression d'un trouble, d'une phobie, d'une angoisse ou à vous anesthésier lors d'une opération médicale ou chirurgicale.

Il y a toutes sortes de techniques et, comme des outils, plus vous en disposerez, plus vous saurez vous adapter à la personne, à la situation.

L'hypnose classique regroupe l'ensemble des bases et fondamentaux (même si dans le milieu « thérapeutique », on attribue l'hypnose classique à la catégorie du spectacle, et que dans le milieu du spectacle, on la range dans la catégorie des « vieilles » techniques). Cela permet d'apprendre, de comprendre et d'assimiler comment plonger une personne ou un groupe de personnes dans un état modifié de conscience et lui/leur faire vivre des suggestions, que cela soit pour divertir, démontrer, pour libérer d'un trouble ou encore anesthésier durant une opération.

L'hypnose Ericksonienne, créée par Milton Erickson au 20e siècle, plus subtile, plus approfondie, mais beaucoup plus lente tant par les inductions que par les suggestions qui permettent une certaine personnalisation et adaptation au cas présenté (il faut considérer que chaque personne dispose de son propre vécu, de ses propres émotions/perceptions et, par conséquent, représente un cas unique). À savoir que Milton Erickson s'est énormément inspiré des méthodes de l'hypnose classique, et que dans sa propre technique dite « Ericksonienne », il n'a eu de cesse que d'en modifier et perfectionner la manière de la pratiquer.

L'hypnose rapide est un concentré de l'hypnose classique, basée davantage sur le non verbal et la rupture de pattern. Cela permet de plonger en État Modifié de Conscience une personne ou un groupe de personnes en quelques minutes.

L'hypnose instantanée est un concentré de l'hypnose rapide, qui permet de plonger en État Modifié de Conscience une personne ou un groupe de personnes en quelques secondes.

L'hypnose magnétique consiste à induire et appuyer les suggestions par l'énergie dont dispose le praticien.

L'hypnose humaniste est un procédé visant (une fois que l'inconscient a pris le dessus sur le conscient et de manière approfondie) à élever le conscient au niveau de l'inconscient. Cela permet au sujet de ressentir, communiquer consciemment tout en disposant de ses ressources inconscientes.

L'hypnose conversationnelle repose sur le fait d'induire l'État Modifié de Conscience et de glisser les suggestions pendant un échange, une discussion, une conversation.

Vous aurez compris que chaque technique exige la maîtrise de la précédente, la maîtrise étant une expérience aboutie par l'accumulation de la pratique sur un certain panel de situations réelles.

Chaque praticien, par son expérience, peut adapter, modifier, mélanger ou tout simplement « marketer » une certaine nouveauté dans cette discipline, raison pour laquelle vous pourrez entendre parler de bien d'autres techniques.

Aussi, j'ai pu également constater lors de mes séances d'hypnose que les sujets les plus réceptifs arrivaient à anticiper mes suggestions, autrement dit à lire dans mes pensées ! Notamment une jeune fille, Amandine, toujours partante pour se prêter au jeu de l'hypnose « de spectacle », et d'ailleurs particulièrement réceptive. Amandine fait en effet partie des 1 % de la population qui tombe en transe profonde presque instantanément (c'est d'ailleurs ce même pourcentage qui est sollicité dans les spectacles d'hypnose de plus de 300 personnes, tandis que les autres se doivent d'être plus techniques). Par exemple, après lui avoir suggéré une amnésie temporaire, et ayant donc totalement oublié son prénom, il est arrivé plusieurs fois qu'elle prononce, avant même que je le lui aie suggéré, le nom que j'allais lui suggérer… Le taux de probabilité étant d'UNE CHANCE SUR

VINGT-TROIS MILLE ! Et ce, à deux reprises ! Il est à ce stade légitime de douter du simple fait du hasard.

Aussi, en État de Conscience Modifié, outre le phénomène de télépathie, on constate qu'il se passe des choses parfois assez étonnantes.

Pour le témoignage suivant, il m'a semblé intéressant d'interroger Cyrille Arnaud, mon ami et formateur en Hypnose classique, également co-présentateur d'*Hypnose, le grand jeu* sur W9, aux côtés du non moins sympathique Stéphane Rotenberg.

Pour que vous puissiez mieux connaître et comprendre le personnage :

Cyrille Arnaud est, depuis sa plus tendre enfance, passionné par la magie et le spectacle. Sa curiosité, sa passion et son envie de surprendre son auditoire (famille, amis et même voisins) font qu'il cherche à personnaliser ses numéros en fonction de son public. Son goût pour le spectacle s'accentue durant sa préadolescence et adolescence lorsqu'il commence à se produire sur les scènes de villages vacances où ses parents ont leurs habitudes.

À la fin de son adolescence, après avoir développé son sens intuitif, il se découvre une prédisposition : percevoir l'état émotionnel de ses interlocuteurs. Jeune adulte, il se spécialise dans la Magie Mentale (effets de prédictions, divinations et télépathie) et parcourt la France avec de nombreuses représentations, dont son spectacle *Experi-Mental Show*. Il s'évertue alors à cultiver cette prédisposition et se tourne plus tard vers le Mentalisme, où il découvre et apprend diverses techniques liées au développement personnel comme l'analyse transactionnelle, la psychologie cognitive, la PNL[3] et l'Hypnose.

Quelques années plus tard, c'est en aidant une de ses connaissances grâce à ses compétences en Hypnose qu'il a la révélation et décide de lier l'hypnose à sa passion pour le spectacle. C'est alors qu'il crée que son spectacle *Hypnotik*, liant effets et échanges avec le public. Il écume alors de multiples scènes de France où il rencontre un franc succès. Le 4 décembre 2014, il est invité à l'émission *Touche pas à mon poste* qui le fera connaître du grand public, même si cette expérience

---

[3] PNL : Programmation Neuro Linguistique

ne compte pas parmi ses meilleurs souvenirs. Par la suite, il y sera invité à plusieurs reprises pour d'autres effets hypnotiques.

Début d'année 2015, Cyrille Arnaud se voit proposer de participer à un grand casting national organisé par la BBC et le groupe M6 et sera retenu parmi une trentaine d'autres hypnotiseurs. Il fut alors l'hypnotiseur de cette émission forte en émotions drôle et très originale : *Hypnose, le grand jeu.* Mais malheureusement en procès avec son producteur, ses prestations scéniques ont été contraintes d'être mises entre parenthèses quelque temps…

Cyrille a depuis fondé un organisme de développement personnel autour de la communication et de l'hypnose dans lequel je suis référencée : « Résilience Institut », une structure axée sur la formation, les conférences et les consultations.

Le terme résilience étant défini comme : « la capacité pour un corps, un organisme, une organisation ou un système quelconque à retrouver ses propriétés initiales après une altération. »

Cyrille pratique l'hypnose depuis un certain nombre d'années, que ce soit dans le spectacle (son domaine de prédilection) ou l'accompagnement. Il nous livre ici différents phénomènes qu'il a pu expérimenter lors de ses prestations, face à des personnes en EMC.

Voici son témoignage au sujet de quelques phénomènes qu'il a pu expérimenter lors de son parcours :

« Durant l'une de mes représentations, au théâtre des Feux de la Rampe (aujourd'hui remplacé par un double théâtre La Divine Comédie/La Scène Parisienne), une des sujets, que j'avais fait retourner en salle, car elle ne répondait plus aux suggestions, est retombée plus tard en EMC lors du tableau "hypnose avec le public" et ne sortait plus de cet état. En fin de spectacle, il a fallu, dans un premier temps, comprendre ce qu'il se passait (elle était coincée dans un fou rire et apparemment un état d'ivresse ; étrange… car ce n'était pas du tout l'effet suggéré) puis, ensuite, j'ai pu instaurer un dialogue et réalisé qu'elle revivait tous les effets de l'ensemble des sujets qu'elle avait vus dans le spectacle. J'ai alors compris que son inconscient, frustré de ne pas avoir vécu le spectacle, avait tout "scanné" et, une fois replongée en EMC, l'inconscient avait ressenti le besoin de vivre des effets.

Réveillée une première fois, elle était persuadée que le show n'avait pas encore eu lieu et qu'on tentait de lui faire une blague, puis je l'ai réinstallée sur scène à sa place et lui ai fait la suggestion que : l'inconscient était libre de revivre et ressentir tout ce dont il avait envie lors de mon compte de un à dix et, pendant ce compte, je l'accompagnais vers le réveil, afin qu'elle puisse constater les incroyables effets vécus.

Plus récemment, dans mon précédent spectacle *Hypnofolies*, très interactif, il m'est arrivé quelquefois que certaines personnes, sujets comme spectateurs, me fassent part après la représentation d'un ressenti, comme s'ils avaient vécu quelque chose en leur intérieur, employant souvent le terme "connexion", "magnétisme" ou "énergie".

Dans un cadre d'accompagnement, cette fois, après quelques séances avec une consultante, parce que le script improvisé et la calibration lui ont permis de se trouver dans un bien-être profond, cette dernière m'a confié au réveil que cette séance avait été exceptionnelle et qu'elle avait un ressenti étrange. Je lui ai demandé ce qui était étrange. Gênée dans un premier temps, elle m'a dit qu'elle avait eu l'impression de ressentir la même sensation qu'après avoir eu un orgasme…

Un autre cas dans le cadre de l'accompagnement, encore plus intéressant : recevant une femme d'une cinquantaine d'années pour la libérer d'une phobie envers tous les oiseaux et volatiles, elle m'a fait part de son vieux souvenir à ce sujet où, vers l'âge de six ans, elle se voyait dans la maison de ses grands-parents, se diriger vers un poulailler et avoir déjà cette peur. Ce n'était manifestement pas la cause. Je l'ai alors plongée en EMC, puis, une fois cet état approfondi, je me suis directement adressé à son inconscient afin de lui permettre, lorsque ce serait le moment pour la personne, de lui transmettre la cause, tout en la préservant des émotions possibles. C'est à la séance suivante qu'elle m'a révélé avoir fait un rêve étrange : se voir à l'âge de deux ans, dans la cuisine de ses grands-parents, où sa grand-mère déplumait une oie qui se débattait. Il ne restait plus qu'à effectuer le travail par un script adapté à cette personne, son vécu, ses perceptions, ses émotions. »

Des ressentis une nouvelle fois assez troublants dans ces trois cas précis.

Je suis très reconnaissante envers Cyrille, car il m'a toujours conseillée, soutenue et encouragée durant mon parcours, notamment dans le cadre des spectacles d'hypnose que j'ai pu donner suite à son enseignement. Des expériences inoubliables et surréalistes dans lesquelles mon objectif était de montrer au plus grand nombre le pouvoir de l'inconscient, certes, mais également et simplement de faire rêver les gens.

En effet, dans cet état d'EMC, l'imaginaire prend le pas sur le réel et permet un état apparenté à un « rêve éveillé ». Les sujets ne distinguent plus le réel de l'imaginaire et vivent réellement les suggestions induites par le praticien (ou bien c'est plus fort qu'eux de faire comme s'ils le vivaient). Toutefois, comme nous pouvons le constater ici, l'inconscient s'approprie et adapte à sa convenance le vécu suggéré.

Il faut savoir que l'état d'Hypnose est un état très libérateur dans lequel, outre le côté spectaculaire, on peut en effet, dans un cadre thérapeutique ou d'accompagnement, travailler sur le subconscient pour « reconditionner » notre perception des choses et se libérer de névroses, de troubles obsessionnels compulsifs, d'addictions, améliorer son sommeil, renforcer sa confiance en soi, apaiser les douleurs…

EMC ET GUÉRISON

Pratiquant donc l'hypnose depuis déjà quelques années, j'ai pu constater que cette pratique pouvait, en effet, modifier considérablement les conditionnements inconscients à un niveau psychique, mais également à un niveau physique.

Le fait de travailler sur le subconscient peut permettre de se libérer d'addictions, de névroses ou de schémas destructeurs provoqués par des événements passés tels que des traumatismes, des chocs émotionnels ou physiques, ou bien par la répétition de situations toxiques. Pour exemple, un enfant qui aura entendu régulièrement, petit, des jugements négatifs à son sujet (tu es un bon à rien, tu n'y arriveras jamais, etc.) aura tendance à développer un sérieux manque de confiance en lui qui facilitera les addictions et comportements destructeurs. L'hypnose proposera en effet un accompagnement adapté à ces types de névroses.

Par ailleurs, j'ai pu, au fil du temps, constater une chose également surprenante, que je vais développer ici :

La puissance de l'esprit sur le corps.

Nous avons vu un peu plus haut que l'hypnose pouvait provoquer des phénomènes assez surprenants sur l'esprit. Aussi, grâce au pouvoir de l'autosuggestion en État de Conscience Modifié, les capacités physiques peuvent être considérablement décuplées !

Et la Catalepsie[4], en hypnose de spectacle, est un des premiers exemples que j'ai pu expérimenter.

Dans le cas d'une catalepsie du bras, le sujet hypnotisé sera souvent surpris de constater que le bras conserve la position que le praticien lui donne et cette expérience pourra constituer un phénomène de persuasion pour la personne (constatant qu'un fait inhabituel se pro-

---

[4] La catalepsie désigne la suspension complète du mouvement volontaire des muscles dans la position où ils se trouvent positionnés.

duit, elle s'ouvrira en conséquence à la possibilité de vivre d'autres expériences aussi surprenantes durant la séance d'Hypnose).

En tant que praticienne en hypnose de spectacle, je me sers fréquemment de cette spécificité pour allonger des personnes volontaires entre deux chaises, le corps dans le vide, et faire s'asseoir quelqu'un dessus. Ce qui est particulièrement impressionnant !

Seule une personne en État Élargi de Conscience peut expérimenter ce phénomène, car en état de conscience ordinaire, c'est tout simplement impossible pour tout individu, si « gainé » soit-il.

Le corps serait donc capable de phénomènes extraordinaires en EMC, ce qui peut amener à se poser la question :

Jusqu'où peut-on aller dans la suggestion ?

Aussi, pratiquant plus spécifiquement l'hypnose à des fins thérapeutiques, j'interviens régulièrement chez Jacques, un homme d'environ soixante-dix ans atteint de la maladie de Parkinson depuis une dizaine d'années. Ancien grand sportif et ayant toujours une vie très active, il lui est naturellement particulièrement difficile d'accepter la dégradation importante de ses capacités physiques.

Passionné de nature et aventureux, j'aime écouter Jacques me parler de ses péripéties, principalement durant des treks en haute montagne avec ses compères montagnards, où le temps semble s'être parfois arrêté pour ce grand nostalgique. Malgré tout, Jacques a la chance de pouvoir faire encore plein de choses à ce jour, notamment du bateau… lorsque les conditions extérieures et intérieures s'y prêtent. Un moment qui le ressource énormément et où il puise l'énergie physique et psychique pour affronter les épreuves liées à la maladie.

Mais Jacques souffre d'un tempérament assez anxieux… ce trait de caractère n'étant pas un bon allié pour faciliter la régénérescence des cellules. Il faut savoir que l'anxiété est aussi une caractéristique spécifique de la maladie de Parkinson. C'est un peu le serpent qui se mord la queue ! La personne atteinte de cette pathologie peut paraître sans cesse submergée par une nervosité, lui imposant une envie irrépressible de bouger. Cette dernière peut aussi se mettre en colère dans certaines situations qui pourraient pourtant paraître anodines.

La maladie de Parkinson est une maladie dégénérative qui résulte de l'altération progressive de neurones du cerveau. Comme la zone du cerveau atteinte par la maladie joue un rôle important dans le contrôle de nos mouvements, les personnes atteintes font peu à peu des gestes rigides, saccadés et incontrôlables. Par exemple, porter une tasse à ses lèvres avec précision et souplesse devient difficile.

De nos jours, les traitements disponibles permettent de diminuer les symptômes et de ralentir la progression de la maladie assez efficacement. Par ailleurs, de plus en plus de malades ont recours à des médecines parallèles telles que l'hypnose, car on constate là aussi une nette diminution des symptômes lors des séances, le but étant évidemment de réduire les troubles physiques entre les séances, de ralentir la dégénérescence des cellules et d'offrir au patient un peu plus de confort au quotidien.

Aussi, la pratique de l'hypnose est de plus en plus utilisée dans le monde hospitalier tant pour la gestion de la douleur que pour certaines anesthésies. Des études menées sur son utilisation dans le cadre de la maladie de Parkinson montrent en effet une amélioration significative des scores des échelles de quantification des symptômes moteurs de la pathologie.

Il a donc été démontré que l'hypnose améliore la qualité de vie et réduit les symptômes moteurs et non moteurs des patients. Dans le cas de Jacques, le changement est flagrant durant la durée de la séance : ce dernier étant incessamment pris de fortes crises de tremblements ainsi que d'impressionnants spasmes musculaires en état de conscience ordinaire, j'ai pu constater que, durant les séances d'hypnose, les spasmes ou tremblements disparaissaient totalement. Tout redevenait normal, comme si la maladie disparaissait subitement lorsque Jacques fermait les yeux et se laissait porter dans un monde parallèle où la dure réalité laisse place à de plus doux rêves…

Aussi, les séances étant enregistrées, j'invite fortement Jacques à les réécouter quotidiennement, car, comme l'a démontré Émile Coué ainsi que de nombreux autres spécialistes en psychologie positive après lui : la répétition facilite le « reconditionnement », et c'est en musclant la conscience grâce à un entraînement régulier que l'on optimisera la rapidité des résultats.

La maladie de Parkinson était là un exemple concret basé sur une expérience personnelle, mais pour de nombreux autres troubles physiques ou psychiques, l'hypnose peut s'avérer être un accompagnement d'une grande utilité.

Aussi, ma maman étant atteinte de « sclérose en plaques[5] », cette dernière a pu constater avec stupeur durant une séance d'hypnose qu'elle était capable d'effectuer des mouvements qu'il lui était habituellement impossible de réaliser !

Ma mère est en effet très réceptive à l'hypnose. Elle s'appelle Marie-Christine et habite à Clermont-Ferrand. Toujours partante pour se prêter au « jeu » de la transe hypnotique, nous avons beaucoup ri lorsqu'elle a vu un jour son ours Teddy pratiquer la lévitation. Ainsi, lors de cette fameuse séance, et au fil des suggestions que je lui proposais, comme par exemple le fait de se prendre pour un oiseau (très agréable sensation), elle prit conscience qu'elle était en train de réaliser des mouvements qu'elle était dans l'incapacité d'effectuer en état de conscience ordinaire. Passé l'effet de surprise, il est compréhensible qu'il en résulte pas mal de questionnements sur les capacités décuplées par les États Élargis de Conscience que nous pourrions expérimenter dans le cadre, entre autres, de la guérison du corps physique et émotionnel.

Un autre outil permettrait d'accéder à des EMC et de soigner des traumatismes, il s'agit de l'EMDR. Une méthode très efficace, à en croire le prochain intervenant de ce livre : le célèbre et atypique psychiatre, monsieur Olivier Chambon.

---

[5] La sclérose en plaques est une maladie auto-immune qui affecte le système nerveux central. Elle entraîne des lésions qui provoquent des perturbations motrices, sensitives et cognitives. Les mouvements, entre autres, des bras et des jambes deviennent progressivement plus fastidieux et des raideurs s'installent dans les articulations. Les mouvements sont de plus en plus difficiles à effectuer.

OLIVIER CHAMBON

UN PSYCHIATRE HORS-NORMES

L'olivier est un arbre méditerranéen, chanté par tous les poètes de l'Antiquité. Symbole de vie et de pérennité, il constitue également une allégorie de la paix.

« Symbole de vie et de pérennité », « allégorie de la paix », toutes ces métaphores le caractérisent on ne peut mieux. Vous pourrez d'ailleurs le constater par vous-même au fil de son témoignage. Tout comme l'olivier, cet homme a les pieds bien ancrés dans la terre, et les bras tendus vers le ciel !

En effet, formé au modèle « matérialiste » de la psychiatrie classique basée principalement sur la médication, ce dernier a rapidement décidé de sortir des sentiers battus et de s'initier à une autre forme de thérapie, dans laquelle tous les aspects de l'« Être » seraient pris en considération.

Après s'être formé au Chamanisme et à diverses techniques utilisant la modification de la conscience telles que l'Hypnose ou l'EMDR[6], le docteur Chambon multiplie les écrits ainsi que les reportages qui nous invitent à prendre soin de nous dans notre globalité.

Ce psychiatre non conventionnel est en effet l'auteur de nombreux ouvrages à succès tels que *Le Chamane et le psy*, *Oser parler de la mort aux enfants*, *Le bonheur est dans le corps*, *Expériences extraordinaires autour de la mort* et *L'Homme Quantique*, ou encore, plus récemment, *Psychédéliques entre science et spiritualité* en co-écriture avec Stéphan Schillinger, ou *La conscience immortelle* en collaboration avec la psychologue Marie-Odile Riffard, et enfin *L'éveil psychédélique*.

---

[6] Ces initiales viennent de son appellation anglo-saxonne : Eye Movement Desensitization and Reprocessing, ou Désensibilisation et Retraitement par les Mouvements Oculaires.

Pour Olivier Chambon, nous avons bien souvent toutes les ressources nécessaires pour guérir, mais bien trop de croyances limitantes.

Voici son témoignage :

« À la base, la médecine classique ne pensait pas qu'il y ait d'âme ou de conscience indépendamment du cerveau et voulait trouver des modèles biologiques explicatifs, elle avait une vision un peu mécaniciste du fonctionnement de l'esprit, vision qui, fort heureusement, a évolué au fil du temps, et qui progresse encore.

Les thérapies humanistes m'ont offert un changement de paradigme, une vision des choses qui accorde plus de place à la conscience… qui ne serait d'ailleurs pas localisée spécialement dans le cerveau, mais dans l'environnement, et qui dépasserait largement le "Moi = Ego". »

L'EMDR reste une des techniques les plus utilisées par le Dr Chambon pour accéder rapidement à un État Élargi de Conscience et « libérer son potentiel ».

En effet, la thérapie EMDR est une nouvelle approche de psychothérapie qui utilise la stimulation sensorielle des deux côtés du corps, soit par le mouvement des yeux, soit par des stimuli auditifs ou cutanés, pour induire une résolution rapide des symptômes liés à des événements du passé. Cette thérapie poursuit le mouvement de recherche clinique et de soins inaugurés par la psychanalyse, la thérapie cognitive comportementale, les traitements par exposition, la médecine humaniste, les thérapies systémiques et les psychothérapies brèves centrées sur la personne.

Comme le relate l'Association EMDR FRANCE, plusieurs études contrôlées ont démontré la remarquable efficacité de la thérapie EMDR pour la résolution des états de stress post-traumatiques, autant chez les victimes de traumatismes civils (viols, accidents, deuils) que chez les vétérans de la guerre du Vietnam ou les victimes de conflits dans les pays en voie de développement. De fait, à ce jour, la thérapie EMDR est une des méthodes de traitement des états de stress post-traumatiques les mieux documentées par la littérature scientifique.

Lorsque le Dr Chambon parle de l'EMDR ou de l'Hypnose, il évoque la notion de « guérisseur intérieur », comme si chacun de nous avait au fond de lui un « génie » guérisseur que nous pourrions libérer par ces méthodes « non conventionnelles ». Par ailleurs, lors de sa formation en Hypnose, le Dr Chambon a vécu une expérience quasi mystique assez spectaculaire dont il a accepté de témoigner dans ce livre et dont il parle avec beaucoup d'émotion. La voici…

« Durant la première journée de formation, nous avions séparé la classe en petits groupes dans le but de mettre en pratique ce que nous avions appris au préalable.

Alors que j'avais atteint l'état d'hypnose sous la guidance de ma consœur, je fis une expérience qui restera gravée dans ma mémoire : j'ai vu apparaître une entité qui s'est présentée comme "mon ange gardien", quelque chose d'assez spectaculaire et, en même temps, très rassurant et enveloppant… Cette "âme" s'est présentée à moi deux fois au fil de la journée.

Fasciné par ce qu'il venait de se passer, je suis rentré chez moi. C'est alors que mon chat, extrêmement sauvage au demeurant, est venu poser ses pattes sur mon cœur avec une tendresse infinie et un regard complice. Je ne lui avais pourtant pas raconté… Je garde toujours la même émotion en repensant à cette expérience "spirituelle" qui restera gravée à jamais dans ma mémoire. »

Très surprise et très touchée, je questionne alors le docteur Chambon sur la Conscience : d'où vient-elle selon lui ? Où serait-elle localisée ?

Pour le docteur Chambon, il n'y aurait pas un cerveau seulement dans la boîte crânienne, mais aussi au niveau du cœur et des intestins, il s'en réfère alors au livre de Michael D. Gershon, *The Second Brain*, qui y témoigne, entre autres, du fait que le cerveau et les intestins contiennent 80 % des neuromédiateurs[7].

Ces cerveaux du corps sont donc de magnifiques machines pour RECEVOIR la conscience.

---

[7] Neuromédiateurs : substances chimiques, comme par exemple la sérotonine.

La conscience serait alors quelque chose d'extérieur au cerveau. Le cerveau aurait besoin de la conscience pour vivre, mais la conscience n'aurait pas besoin du cerveau !

Olivier poursuit alors :

« Le cerveau, un peu comme le ferait un poste de télévision dans un autre contexte, peut recevoir la conscience, la traiter à sa manière et lui envoyer de l'information. Lorsque le poste de télévision dysfonctionne, nous ne pouvons plus capter la conscience, cependant, la conscience existe toujours, les chaînes continuent à être émises par les stations, les ondes circulent dans l'air, mais le poste ne peut plus les recevoir. Par exemple, dans les expériences de mort imminentes, le cerveau ne fonctionne plus alors que la conscience n'a jamais été aussi performante ! C'est possible parce que les gens ne sont plus dans leur corps, mais dans une conscience beaucoup plus large. À l'inverse, lorsque la conscience entre dans le corps, cette dernière se rétrécit par les données sensorielles limitées du corps. En effet, nous ne percevons plus qu'une infime partie de la réalité. Lorsque la conscience est rétrécie en entrant dans le cerveau, c'est finalement comme si on ne captait plus qu'une seule chaîne… alors que nous regorgeons de "programmes" ! Notre conscience étant dotée de potentiels infinis ! »

Vous dites que les enfants, comme les animaux, accèdent encore plus facilement à ces États Élargis de Conscience. Comment l'expliquez-vous ?

« En effet, les enfants font souvent des expériences de conscience "quantique" ou "non locale", comme par exemple des expériences de contacts avec les défunts, les vies antérieures ou les esprits de manière plus globale (dans le chamanisme, par exemple)… Les enfants ont cette conscience naturellement élargie, mais qui se rétrécit au fil du temps avec l'éducation, toutes les croyances limitantes qu'on leur inculque, le développement de l'ego (par ailleurs nécessaire, mais dans une certaine mesure…).

C'est le cycle de la vie. La conscience naturellement élargie à la naissance se rétrécit avec les années pour se redéployer en fin de vie "terrestre". »

Et que souhaitez-vous transmettre principalement par le biais vos livres, reportages, etc. ?

« Que nous avons tous énormément de ressources naturelles en nous. Nous sommes tous faits de conscience, donc nous avons tous en nous les qualités de la conscience, c'est-à-dire que nous pouvons nous relier à tous les points de l'univers et tous les esprits de l'univers. Nous sommes créateurs et nous pouvons modifier par notre seule intention quelque chose que nous n'aurions même pas imaginé pouvoir modifier dans la réalité. Soyons donc conscients de la façon dont nous dirigeons notre conscience grâce à l'intention et à l'attention. L'attention permet de placer la conscience à un certain niveau suite à l'intention. L'intention, l'attention et la conscience sont les trois principaux facteurs qui déterminent ce que nous allons vivre.

Je dirais donc aux lecteurs que ce n'est pas si compliqué qu'on peut nous le faire croire ! Pas besoin d'être surentraîné aux techniques de chamanisme et en lien avec la spiritualité pour développer toutes ces capacités dont vous parlez. Pratiquer un peu de méditation peut suffire à élargir sa conscience et à recevoir des messages, par le biais également des rêves, des synchronicités, etc. Ça s'est d'ailleurs simplifié à tel point que Sandra Ingerman ; une ancienne élève de Michael Harner, le créateur de la Foundation for Shamanic Studies (une fondation qui a synthétisé toutes les techniques et les ingrédients de tous les chamans du monde et les enseigne aux Occidentaux), explique qu'à force que beaucoup d'occidentaux se mettent à invoquer les esprits, fassent des voyages chamaniques, etc., c'est comme si tous ces pratiquants avaient "creusé un tunnel" et facilité le passage ! Il suffit d'ailleurs parfois juste à certains jeunes apprentis chamans de désirer être dans un autre monde pour qu'en presque un claquement de doigts, ils arrivent à faire voyager leur conscience, sans passer par des rituels particulièrement longs et répétitifs.

Les chamans disaient d'ailleurs qu'entre nous et le royaume des morts il y a l'épaisseur d'une feuille d'érable… c'est-à-dire que si, dans la réalité, nous avons confiance et conscience que nous sommes des êtres de confiance et que nous sommes reliés à toutes les consciences, et que, simplement en calmant le mental et en posant la bonne intention, toutes ces capacités parapsychologiques peuvent se développer très facilement, finalement ! »

MAXIME SENDRÉ

UN HUMORISTE QUI NE MANQUE PAS D'AIR !

« Rire, c'est comme des essuie-glaces : ça permet d'avancer, même si ça n'arrête pas la pluie. »

Gérard Jugnot

En effet, rire et entendre les autres rire reste un de mes plus grands remèdes contre la morosité !

L'humour et l'autodérision ont toujours été des moyens pour moi d'« alléger la réalité » lorsque mon cœur devenait trop lourd. Un sas de décompression qui permettait de mettre de côté ne serait-ce qu'un instant un mal-être, si profond soit-il. Notamment durant la période de l'adolescence, et de tous ses fameux questionnements existentiels.

Aussi, lorsque je propose des spectacles d'hypnose, l'une de mes motivations principales est de faire rire ! Des soirées toujours riches en émotions pour les sujets sur scène, mais également pour le public.

Lors d'une soirée en l'honneur du Téléthon, au LISA à Angoulême, j'ai eu la chance de partager la scène avec Maxime Sendré, un humoriste atteint de mucoviscidose et qui propose un spectacle sur le thème de cette pathologie qu'il connaît mieux que personne. Des sketchs relatant toutes les mésaventures et anecdotes qu'il a pu « vivre » lors de son parcours personnel et professionnel.

Un spectacle drôle et surprenant que je vous invite vivement à découvrir !

Maxime est un jeune homme de 37 ans, avec un parcours de vie hors du commun. En effet, cet humoriste est atteint de la mucoviscidose.

Une pathologie lourde de conséquences également dans sa vie professionnelle, car après l'obtention d'un master en cinéma, ce passionné de théâtre eut la surprise de se voir offrir le choix entre : une place en atelier d'adultes handicapés ou celui de rester chez lui. Mais loin d'être résigné, ce jeune artiste décida de créer sa microentreprise et devint animateur d'ateliers théâtre pour petits et grands. Parallèlement à ce projet, Maxime décida de monter seul sur les planches pour proposer des standups d'humour, et par là même faire rire et divertir les gens, notamment par l'autodérision qu'il maîtrise à merveille.

La détermination dont fait preuve Maxime depuis toujours est, selon lui, due en grande partie à l'épée de Damoclès qui pointe au-dessus de sa tête depuis son plus jeune âge. À sa naissance, les médecins lui donnaient seulement trois ans à vivre ; à trois ans, ils lui en donnaient vingt, etc. Et c'est aujourd'hui en grande partie pour cette raison que Maxime ne mise pas tout sur la médecine et ses ambassadeurs, mais plutôt sur ses propres ressources personnelles ! Quoi qu'il en soit, Maxime a trente-sept ans aujourd'hui, et l'intime conviction que l'enthousiasme qui l'anime lui permettra de continuer à faire brûler cette flamme intérieure encore très longtemps.

Maxime nous confirme une nouvelle fois que tout est possible, car il est aujourd'hui l'heureux père de deux enfants, ce qui lui donne une raison supplémentaire de garder toujours cette foi en lui-même, mais également en l'avenir et en la vie d'une manière générale. Outre le besoin de reconnaissance que Maxime exprime, ainsi bien sûr que l'envie de faire rire les gens, cet humoriste a simplement choisi de vivre ses rêves sans trop se poser de questions.

Pour ma part, j'ai souhaité comprendre en quoi l'humour pouvait l'aider au quotidien et ce qu'il ressentait lorsqu'il montait sur scène. Voici son témoignage.

« En effet, outre mon besoin de reconnaissance, j'ai envie de faire rire et de faire passer un message, en l'occurrence celui de faire changer le regard des gens sur cette maladie. Quand je suis sur scène, j'oublie totalement mes problèmes de santé. Dès lors, je ne pense plus aux nombreuses heures quotidiennes consacrées à maintenir mes capacités pulmonaires, je ne pense plus à la fatigue qui parfois me terrasse.

J'ai également constaté que lorsque je montais sur scène pour jouer mon spectacle, comme lorsque je me mets dans la peau d'un personnage pour jouer un rôle… je ne tousse plus !

Ma toux et mes difficultés respiratoires m'handicapant beaucoup le reste du temps, je trouve effectivement ce phénomène assez surprenant. »

Le fait d'être focalisé sur quelque chose, notamment sur son rôle dans ce cas précis, offre la possibilité à Maxime d'élargir son champ de conscience. Cet État Élargi de Conscience permet alors à son inconscient de ne plus s'identifier à la maladie et de le défocaliser totalement de ses soucis de santé habituels.

Aussi, en ce qui concerne ce besoin de faire rire qu'exprime Maxime, il s'explique bien sûr tout simplement par le fait que rire porte à voir le bon côté de la vie. Sans pour autant nier l'existence de ses problèmes, arriver à en rire fait partie des étapes menant vers leur acceptation.

Lorsqu'on rit, on envoie un message positif à notre cerveau, qui renvoie en retour une certaine sensation de bien-être. De la même façon, multiplier les occasions de rire de bon cœur favoriserait la détente et le sommeil, et aiderait même à garder nos artères en bonne santé. Quand on rit, le rythme cardiaque et la pression sanguine augmentent pour ensuite se relâcher. Les artères sont alors dilatées et la circulation sanguine est meilleure. Plus on rit, plus on augmenterait l'efficacité de notre système immunitaire. Il y a même plus : le rire pourrait aussi diminuer la perception de la douleur. Quand on est stressé, on produit du cortisol, qui est l'hormone du stress. Lorsqu'on rit, on constate une diminution importante du taux de cortisol présent dans l'organisme.

Maxime se confie un peu plus et me fait part d'autres expériences surprenantes qu'il a pu vivre et pour lesquelles il n'a pas encore trouvé d'explications « rationnelles ». Comme si, selon lui, cette pathologie avait ouvert une porte sur des dimensions parallèles ou lui

avait peut-être permis de développer des capacités extra-senso-
rielles…

« Une des expériences marquantes fut ce flash que j'ai eu quelques
semaines avant les événements du 11 septembre 2001. Une vision
"prémonitoire" dans laquelle je voyais des avions s'écraser sur des
tours.

Aussi, petit, je pressentais beaucoup de choses dans mes rêves. Malheureusement pas non plus que de belles choses. Un rêve qui reste
encore aujourd'hui ancré profondément en moi est ce cauchemar
que j'ai vécu vers l'âge de sept ans, dans lequel je vois ma sœur (bébé
à l'époque) se faire attraper par une grosse main. J'ai toujours gardé
par la suite cette sensation horrible que quelque chose de grave arri-
verait à ma sœur… Jusqu'à ce jour malheureux où elle perdit la vie
dans un accident de voiture, alors âgée de 15 ans. Je pourrais citer
encore bien d'autres exemples, mais je crois que tu as compris
l'idée ».

Je souhaiterais remercier Maxime pour cette belle leçon de vie, et
citer une phrase de Victor Hugo qui résume joliment l'intérêt de ce
chapitre sur le rire et les États Élargis de Conscience :

« Faire rire, c'est faire oublier. Quel bienfaiteur sur la terre qu'un dis-
tributeur d'oubli ! »

En effet, voir que nous pouvons mettre ne serait-ce que l'espace
d'un instant nos soucis de côté et faire oublier les malheurs du
monde est, à mon sens, une des plus belles choses qui soient.

MARC VELLA
ET LE DOMAINE CHAMANIQUE

D'ESSART… AU DIAPASON
DE NOTRE CŒUR !

L'outil formidable dont je vais vous parler à présent et qui va également permettre d'entrer dans un État Élargi de Conscience et changer notre état d'esprit est : la musique. La pratiquer ou simplement l'écouter. Pour ma part, la musique m'inspire tellement que j'ai composé un album de ballades intitulé : *Mon Paradis*. On peut d'ailleurs y découvrir *La dame aux Papillons*, une chanson inspirée du livre autobiographique du docteur Alexander, dans lequel il témoigne de son Expérience de Mort Imminente. Le récit rare d'un médecin qui démontre l'incohérence des explications du monde médical face à ce phénomène.

Aussi, au sein du domaine d'Essart, j'ai souhaité interroger au sujet de « la Transe et la musique » monsieur Marc Vella, un homme que j'affectionne beaucoup.

Marc Vella est un homme lumineux, humain et passionné. Son regard empli de douceur et de bienveillance ne peut que venir toucher le cœur de ses interlocuteurs. Pianiste et compositeur, il remporte entre les années 1985 et 1999 de nombreux prix de composition, notamment celui de l'ENM de Paris, et le 1er prix de composition à Rome, au TIM. Humaniste et nomade, il décide alors de sortir des sentiers battus, de parcourir le monde avec son piano à queue et d'improviser des concerts aux quatre coins du monde : brousse malgache, Afrique noire, pays de l'Est, Maghreb, Sahara… Tant dans des bidonvilles que perché en haut d'une dune ou au beau milieu de l'océan, attirant même les baleines dans son sillage, par le son universel et mystique de son piano et sa façon d'en jouer si singulière…

Il est également le concepteur de la fameuse « Caravane Amoureuse ».

La Caravane Amoureuse ? Késako, Marc ?

« La Caravane Amoureuse, c'est montrer la beauté des Hommes dans le silence du monde, convaincus qu'on ne peut faire grandir cette humanité qu'en la rendant amoureuse d'elle-même. C'est saisir l'instant et le relâcher aussitôt comme un oiseau que l'on a attrapé juste pour le caresser et qu'on libère d'entre nos mains. À jamais… Fascination de la terre et fascination des peuples. Qu'y a-t-il derrière ces regards et ces visages que d'autres soleils et d'autres vents ont façonnés ? Qu'y a-t-il derrière ces musiques envoûtantes et lascives ? L'infini des désirs et se perdre dans les méandres de cet infini. Accoster l'humain, s'agenouiller devant son miracle et poursuivre le chemin nourri par ces rencontres. Inévitablement. »

Ça donne envie ! J'espère avoir la chance de vivre un jour cette belle aventure humaine.

Ce virtuose du piano n'y est sans doute pas venu par hasard. En effet, après un parcours personnel très douloureux dès son jeune âge (que vous pourrez découvrir, entre autres, dans son œuvre *Le pianiste nomade*), son but ultime devint celui de célébrer la Vie et de promouvoir la Paix.

Marc anime aujourd'hui de nombreux ateliers et conférences sur l'estime de soi et la résilience ; j'ai d'ailleurs eu la chance de l'accueillir lors d'un stage d'improvisation musicale qu'il est venu animer chez moi dernièrement. Un week-end très enrichissant, mais également très riche en émotions. Parallèlement à tout cela, Marc ouvre actuellement une « École de la fausse note » destinée à approfondir notre « quinte intérieure ». Un enseignement alternatif… vraiment inspirant !

Par ailleurs, outre *Le pianiste nomade*, cet artiste hors du commun est donc l'auteur de nombreux ouvrages, notamment *L'éloge de la fausse note*, mais également *La Clé d'Être*, *La Caravane Amoureuse*, *Le Funambule du ciel*, ou encore *Le chant des libres*. Des livres, ou plutôt des Hymnes à l'Amour… que je vous recommande vivement.

La préface de *L'éloge de la fausse note* a été rédigée par le célèbre comédien et ami de Marc : Pierre Richard. Espérons que « le grand blond » vous inspire également à accueillir avec bienveillance vos maladresses !

J'ai donc souhaité poser ici cette question à Marc : *Penses-tu que la musique puisse provoquer un état de transe ? Et comment définirais-tu ce phénomène ?*

Voici sa réponse :

« C'est certain, la musique peut provoquer des états de transe, entre autres, par des rythmes répétitifs, par une mélodie courte tournant en boucle.

La conscience de Soi est décuplée, il y a une augmentation significative de la sensibilité, le sujet s'habite pleinement, il ne fait plus qu'un avec le monde. Le sujet est pleinement traversé non pas un esprit ou une divinité, mais je dirais plutôt par "la semence du Ciel", afin de donner naissance à une œuvre musicale. Quand le son est ouï, c'est-à-dire entendu et compris, jusqu'à l'intime de l'intime, il se passe quelque chose d'incroyable : la grâce se manifeste. Ce que Mozart, Bach, Schubert et tant d'autres ont connu devient accessible pour le quidam qui s'initie à la musique.

Ce type de transe nous amène à un profond état d'intériorisation quasi mystique, à la fois guérisseur et très salvateur. »

Jolie, surprenante et poétique façon d'expliquer ce phénomène de transe que Marc qualifierait d'« État de Grâce ».

Aussi, c'est au domaine de Cathy et Marc Vella, « Le domaine d'Essart », situé à La Touche (il n'y a pas de hasard), à proximité d'Angoulême, qu'a lieu chaque année le Festi'Piano. Un festival dans lequel la musique, et notamment le piano, nous fait vibrer durant quelques jours en juillet, dans une atmosphère paisible et un cadre de rêve en bord de Charente.

De nombreux artistes viennent nous offrir de beaux moments de partage chaque jour. Pour ma part, j'ai eu le privilège d'accompagner le public dans un État de Conscience Élargie en début de soirée par le biais de l'hypnose. Le but étant de leur faire vivre le concert avec plus de présence, c'est-à-dire en étant moins « parasités » par le mental.

Il est important de rappeler que l'état d'hypnose est un état dans lequel les émotions sont décuplées, et qui permet par ailleurs de développer les sens pour renforcer la « connexion » avec tout ce qui nous entoure. La musique est avant tout une histoire de vibration et d'émotion, et nous allons utiliser le pouvoir de la visualisation comme véhicule émotionnel. L'idée étant de toucher les émotions positives à travers la Musique et l'Hypnose.

Ce fut un moment Magique et le concert qui s'ensuivit m'a d'ailleurs donné très envie de reprendre le piano. Un instrument sur lequel je n'avais pas posé mes doigts depuis pas moins de… vingt-cinq ans ! Après une période de ma vie qui en a bouleversé la suite. Des étapes, certainement nécessaires, et qui font ce que je « suis » aujourd'hui.

L'approche de Marc sur la musique, sans solfège, juste avec le cœur, me donne envie de tenter une nouvelle approche avec cet instrument.

Je reprends donc le piano, après une petite pause de vingt-cinq ans.

Pour continuer ce chapitre sur la musique et l'état de transe, j'ai le plaisir de vous présenter également une formidable musicothérapeute, et également l'épouse de Marc : Cathy Vella-Masseus, que j'affectionne aussi beaucoup.

CATHY VELLA-MASSEUS

LE « OM » D'UNE SEULE FEMME…

Cathy est une femme d'une grande beauté, extérieure comme intérieure. Une sorte de « douceur mélancolique » émane de ses grands yeux de biche.

Lorsque cette mélomane découvre la Musicothérapie en Terminale, dans les années 95, on entend encore peu parler de cette méthode de soin. Cathy choisit donc en premier lieu une option plus « sécure », pour reprendre ses mots, par le biais de la psychologie, puis de l'animation socioculturelle. Elle commence alors son cursus de psychologie, puis marque une pause pour démarrer sa spécialité tant désirée. Elle poursuit ensuite son parcours d'études de psychologie, pouvant alors faire les liens avec la musicothérapie. Elle pratique ensuite en tant que musicothérapeute en psychiatrie adulte, et en tant que psychologue clinicienne en EHPAD[8], ainsi que dans divers instituts pour enfants atteints de handicaps, dans lesquels elle introduit la musicothérapie.

Au fond, le souhait de Cathy a toujours été d'être dans une relation d'aide alliée à une discipline artistique. C'était pour elle comme une évidence depuis toujours. Son but étant :

« Que la musique puisse contribuer à la croissance de l'Être ! »

Lorsque Cathy se forme à la Musicothérapie, aux techniques psychomusicales et à la pédagogie musicale, elle choisit d'accompagner, dans un premier temps, le monde de l'enfance.

Pour reprendre la définition du directeur de l'institut de musicothérapie de Nantes, François Xavier Vrait : « La musicothérapie est une pratique de soin, de relation d'aide, d'accompagnement, de soutien ou de rééducation, utilisant le son et la musique, sous toutes leurs

---

[8] Établissement d'Hébergement pour Personnes Âgées Dépendantes.

formes, comme moyen d'expression, de communication, de structuration et d'analyse de la relation. »

Pédagogue musicale également, elle nous répertorie ici les nombreux bienfaits liés à cet éveil musical pour les enfants en bas âge :

« L'éveil aux sons et à la musique dès le plus jeune âge permet de favoriser le développement du nourrisson sur tous les plans de son être : au niveau moteur, langagier, social… De plus, la musique du langage (appelée "prosodie") que nous exprimons serait un élément majeur dans le renforcement du lien affectif mère-bébé et permettrait également de développer la créativité et l'écoute. Le son donne instinctivement aux jeunes enfants l'envie de se mouvoir et même de s'exprimer. Ce qui est particulièrement bénéfique pour des enfants souffrant de troubles psychiques, comportementaux, moteurs ou du langage, par exemple, dans un cadre musicothérapeutique.

Dans ce même cadre, pour les personnes âgées :

« C'est bien aussi de la restauration de ce lien affectif que les personnes âgées en perte d'identité ont besoin et qu'elles trouvent à travers la musique comme médiation thérapeutique : il est désormais prouvé que la musicothérapie a, entre autres, un impact positif sur la mémoire et le langage défaillants des personnes atteintes de maladies neurodégénératives telles que la maladie d'Alzheimer.

C'est ainsi qu'une musique appréciée du temps de la jeunesse de la personne ravive des émotions laissant émerger des souvenirs. Certaines tranches de vie passées peuvent alors revenir à la mémoire, et leur évocation, créer un véritable sursaut de vie. »

Pour les enfants et les personnes âgées, les bénéfices des soins par la musique ne sont plus à prouver, comme pour tout être vivant. À noter que les plantes en seraient particulièrement friandes ! Et plus spécifiquement de musique « classique ». L'influence de la musique sur leur pousse est un fait avéré issu des résultats de plusieurs dizaines d'années de recherches scientifiques sur le sujet.

Pour la petite histoire, jusqu'à la fin du Moyen Âge en Europe, les hommes auraient utilisé des rituels agraires accompagnés de musique pour aider la germination et la pousse des récoltes. Aujourd'hui, dans quelques tribus indiennes d'Amérique et d'Afrique, ces rituels sont encore utilisés. Les aborigènes d'Australie, quant à eux, utilisent des chants pour faire pousser leurs plantations.

À côté de cela, de nouveaux champs thérapeutiques sont découverts en permanence, et la musicothérapie trouve progressivement sa place dans le traitement du stress, de la douleur, des troubles neuro-cognitifs, etc.

L'apprentissage d'un instrument ou le chant peuvent aider les victimes d'un accident vasculaire cérébral à retrouver leurs capacités motrices et langagières !

Par ailleurs, grâce à l'élargissement de la conscience que provoquent certains sons, des capacités telles que la créativité, la concentration et l'imagination s'en trouvent décuplées.

Aujourd'hui, Cathy poursuit la pratique de la musicothérapie et de la pédagogie musicale, et au-delà de cela, cette amoureuse des instruments propose également des massages sonores au Domaine d'Essart. Dans une confortable et accueillante pièce, nous sommes invités à partir « au pays des rêves », guidés par sa voix enchanteresse et son large panel d'instruments. Des cordes aux percussions en passant par les résonances des bols tibétains, et des diapasons qu'elle prend soin de placer délicatement sur certains points énergétiques. Les vibrations parcourent notre corps, nous faisant frémir de la tête aux pieds.

La « sonothérapie », « sonologie » ou « toucher par les sons », a été créée par Emmanuel Comte en 1980, elle utilise les sons et les vibrations thérapeutiques : la voix, les diapasons, les bols tibétains… Ainsi que la chromothérapie, la lithothérapie et l'aromathérapie.

J'ai d'ailleurs eu moi-même la chance d'expérimenter ce fameux « Massage Sonore » pour pouvoir, moi aussi, apporter un témoignage concret sur cette pratique.

Ce fut vraiment une expérience des plus agréables que je vous livre ici.

Me voici donc allongée, sur le ventre en premier lieu, dans une pièce paisible et entourée de magnifiques instruments de toutes sortes. Bercée par une douce mélodie, je commence alors à sentir une vibration sur ma première vertèbre cervicale ; c'est très agréable. La sensation devient d'ailleurs de plus en plus agréable à mesure que les diapasons parcourent doucement ma colonne vertébrale.

Je reçois là un soin dénommé « la colonne musicale[9] ». La résonance se fait alors sentir dans tout mon corps et m'apporte beaucoup d'apaisement, tant sur le plan physique que sur le plan psychique. Environ quarante-cinq minutes plus tard, il est déjà temps de se positionner sur le dos. Ce premier moment est passé trop vite, je voudrais que ça dure encore des heures !

À ce moment du massage, je suis déjà dans un État de Conscience Élargi, dans lequel l'imaginaire n'est pas en reste. Je vois défiler des paysages paisibles et des images très agréables à travers mes paupières closes.

Bercée ensuite, tour à tour, par des percussions, des instruments à cordes, des bols tibétains, et la voix hypnotique de Cathy, je ne tarde pas à approfondir la transe et sombre rapidement dans une sorte de sommeil hypnotique, duquel je ressors d'ailleurs un peu « sonnée », c'est le cas de le dire !

Il s'agit de vibrations, bien sûr, mais couplées à des intentions et donc une énergie particulière envoyée par la thérapeute. Des intentions positives, lumineuses, d'amour, qui contribuent à l'effet thérapeutique et renforcent le pouvoir physique des sons.

Cathy me confie avoir ressenti la sensation que nous ne faisions plus qu'une durant le soin, un peu comme si nos consciences respectives se baladaient de l'une à l'autre ou se fondaient en une. Ce qui rejoint les propos du docteur Olivier Chambon sur la conscience illimitée, et ce que je comprends tout à fait, car c'est ce que j'ai ressenti également lors d'un massage ayurvédique que j'ai pratiqué dans une clinique ayurvédique en Inde, quelques années auparavant.

---

[9] La « colonne musicale » a été créée par Fabien Maman (académie du Tama-Do), auprès duquel Cathy s'est également formée.

Ce massage sonore fut vraiment un moment très agréable que j'espère renouveler très bientôt !

Outre les multiples bienfaits du soin sur le plan physique, j'ai constaté les jours suivants un bouleversement au niveau émotionnel, et beaucoup de passages de l'enfance, que j'avais occultés consciemment ou inconsciemment, ont ressurgi. Notamment dans mes rêves.

Ce fut une expérience magique. Ce que je ne savais pas, c'est que j'allais vivre une autre aventure extraordinaire au domaine d'Essart…

LE FESTIVAL DU CHAMANISME

C'est donc également dans le domaine de Cathy et Marc Vella que se déroule depuis quelques années le « Festival du Chamanisme ». Une manifestation dans laquelle des Chamans du monde entier se rejoignent pour organiser des cérémonies, pratiquer des soins et œuvrer pour la Paix à travers des concerts et diverses manifestations.

Un Chaman est ici défini comme un intermédiaire entre les êtres humains et l'autre monde. Ils sont toujours liés à une culture ancestrale et n'existent que parce qu'ils sont reconnus par leur tradition. Ils sont les gardiens de la sagesse conservée dans la mémoire de l'humanité. Guérisseurs avant tout, ils se mettent au service de leur communauté pour maintenir l'équilibre du clan et de l'Univers. Le Chamanisme est défini comme un projet social, économique et culturel inspiré par une sagesse Spirituelle qui trouve ses racines dans l'origine de l'Humanité.

J'ai donc eu la chance de participer à cette manifestation les 27 et 28 avril 2017, et je tenais à en parler dans ce livre, car j'y ai vécu des expériences pour le moins surprenantes.

Lors de ce festival, j'ai eu la chance de rencontrer des personnages hauts en couleur, le mot couleur auquel je pourrais aussi enlever deux lettres : des personnages par-dessus tout « Hauts en CŒUR ».

Ricardo Tsakimp fut le premier Chaman guérisseur que j'ai eu la chance de rencontrer au domaine :

Médecin traditionnel et Chaman (Équateur), il a été désigné dès son jeune âge comme Uwshin ; il se formera durant cinq années auprès de différents chamans. Cette formation comprendra une année d'isolement en forêt pour y rencontrer les esprits. Il est aujourd'hui un des Chamans les plus réputés en « Oriente ». Il participe à la défense et à la reconnaissance de la tradition ancestrale du peuple shuar auprès du gouvernement d'Équateur et dans le monde.

Il m'a fallu attendre des heures pour bénéficier de ses soins. Ce dernier me demande de m'installer confortablement et de fermer les yeux le temps qu'il invoque les esprits guérisseurs qui vont le guider lors de ma consultation. Une fois en État Élargi de Conscience, il se met à vaporiser sur moi un liquide à base de plantes et à appuyer plus particulièrement sur mon dos et ma nuque, puis il aspire vers le haut de mon corps, comme s'il tentait de retirer le « mal » par le sommet de ma tête. Le rituel dure une trentaine de minutes.

Je ressors de la tente un peu groggy et interrogative sur ce qu'il vient de m'arriver ! Est-ce du lard ou du cochon ? … D'ailleurs, en parlant de cochon, il m'est spécifié en partant de ne pas manger de porc durant un mois. Et pas d'activité sexuelle pendant quinze jours. Bref, je remercie alors Ricardo, j'acquiesce et choisis un endroit calme pour méditer sur cette expérience.

Le soir même, je décide de participer à un cercle de guérison aux tambours, orchestré par Patrick Dacquay : chef coutumier du cercle de Sagesse de l'Union des traditions ancestrales. Dans cette cérémonie, les participants entrent dans le cercle de tambours par petits groupes, et, par la danse, se dégagent de leurs tensions en passant du chaos à l'ordre intérieur.

Le phénomène de transe est également expérimenté ici. Au rythme des percussions, j'entre dans un niveau de conscience dans lequel le mental fait place au ressenti, entourée des joueurs de tambours qui veillent à la sécurité des participants et les accompagnent dans le « chaos » ou la « renaissance[10] ».

Pour terminer ce festival, et après maintes rencontres passionnantes, dont un atelier sur *L'Éloge de la fausse note* dirigé par Marc Vella, je clôture avec une danse d'enracinement dirigée par Elia N'Gando, venu tout droit du Congo. Elia est initiateur et enseignant du Longo, danse initiatique d'ancrage. Par sa lignée ancestrale, il est porteur des traditions et de la sagesse africaine, membre du comité des anciens du cercle de Sagesse.

---

[10] En effet, au sein du clan, lorsqu'un individu se « perd », l'ensemble de la communauté se réunit autour de lui pour l'aider à retrouver son chemin et la paix intérieure.

Avant de nous montrer les pas de danse qu'il nous invitera par la suite à suivre au rythme du tambour, ce Chaman congolais nous propose de prendre un instant pour nous recentrer sur nous, puis invoque les esprits… notamment ceux de nos ancêtres. Le but étant de nous aider à nous libérer des héritages inconscients qui pèseraient parfois un peu lourd sur nos épaules.

Lors de cette « danse avec les esprits », j'entre également dans un état de transe par les rythmes répétitifs et le mouvement du corps. Je ne saurais évidemment pas certifier que les esprits de mes ancêtres ont dansé à mes côtés ; toutefois, quelque chose a changé au fond de moi. Peut-être comme une prise de conscience… ou une réconciliation. Ce que j'ai pu constater par ailleurs est la grosse fatigue que je qualifierais presque d'asthénie qui m'a clouée au lit le lendemain.

L'entrée en matière est donc, à quelque chose près, la même pour chacun : les guérisseurs expérimentent l'état de transe pour devenir un « canal » et invoquer les esprits. Que l'on y croie ou non, cela porte à réflexion.

Cela me ramène alors à une expérience que j'ai vécue de nombreuses années en arrière, à l'âge de 17 ans environ. Puis une autre, un peu plus tard, à l'âge de 30 ans, lors d'un voyage en Inde…

L'INDE
ET LE RAPPORT À « L'ÂME HORS »

Il y a quelques années, lors d'un voyage en Inde où je suis partie seule à l'aventure avec mon sac à dos, j'ai finalement décidé sur place de me former aux massages ayurvédiques.

Pour resituer brièvement : l'Ayurvéda est issu d'une tradition ancestrale, la médecine ayurvédique est en effet utilisée en Inde depuis plus de 5 000 ans. Cette approche considère la santé au sens large, tant sur le plan de la prévention, du diagnostic que du traitement des maladies. Selon la philosophie ayurvédique, nous serions un canal d'énergie et, lors du massage, il serait important de rester toujours dans une intention d'amour universel et inconditionnel.

Médecine et philosophie en même temps, l'ayurvéda s'appuie sur le caractère unique de chaque individu pour soigner l'être humain dans sa globalité : le corps et l'esprit sont étroitement liés.

L'ayurvéda repose sur l'équilibre de trois énergies fondamentales, ou « doshas », propres à chacun. En identifiant clairement la composition de sa nature profonde, on peut évaluer ses besoins pour rééquilibrer sa santé, son humeur, par le biais de changements à mettre en place dans ses activités journalières jusqu'à son alimentation. Et comme chaque individu est unique, l'ayurvéda repose d'abord sur un bilan de ses propres caractéristiques physiques et psychologiques.

Lors de ce séjour en Inde, j'ai donc eu l'occasion de vivre des expériences qui ont bouleversé ma vie… Cette formation dans les massages traditionnels indiens, bien sûr, mais également un autre « événement » surprenant que je vais vous relater dans ce chapitre.

Tout d'abord, je fus marquée par ma rencontre avec mon professeur et aujourd'hui ami, le docteur Sreeraj Rajêndra, directeur de la clinique Ayurvédique « Soorya Panchakarma », à Fort Cochin, dans le

Kerala. Ce dernier me fit découvrir cette médecine très puissante et l'élargissement de conscience procuré par les massages, notamment le « Shirodara[11] », ou le traditionnel massage ayurvédique.

Le modelage ayurvédique est un massage aux huiles chaudes s'appuyant sur les sept centres énergétiques du corps, les fameux chakras. C'est donc avant tout un soin rééquilibrant.

Le masseur va agir sur les « Nadis », les trajets de l'énergie sur lesquels sont répartis des points de pression, pour permettre à l'énergie vitale, le « Prana » dans la tradition ayurvédique, de circuler librement et harmonieusement dans tout le corps. L'objectif : un bien-être général, tant du physique que de l'esprit.

Par le biais de pressions circulaires et glissées, de frictions, d'acupressions, mais aussi d'étirements, le massage va apporter détente et harmonie au corps, grâce notamment à son rythme modéré et fluide, et progressivement amener un état de lâcher-prise et de détente profonde.

Par ailleurs, après avoir suivi cette passionnante formation, j'eus l'occasion d'effectuer un « trek » en pleine nature, dans le fin fond du Kerala, dans le sud-ouest de l'Inde. Alors que cinq autres voyageurs et moi-même roulions depuis des heures dans un minibus (monté sur ressorts), sans croiser âme qui vive, nous avons eu la surprise de traverser une fête immense ! Des centaines d'hommes dansaient, chantaient et riaient, tout en portant à bout de bras le corps sans vie d'un homme âgé !

« Ah bon ? Ça se passe comme ça les enterrements chez vous ? » demandai-je, stupéfaite, au chauffeur indien.

---

[11] Avant le massage traditionnel, dans la pratique du Shirodhara, le praticien fait couler un filet d'huile de sésame chaude sur « l'ajna chakra » ou « troisième œil ». L'activité mentale baisse, l'anxiété diminue et les insomnies s'estompent. Le mouvement lent du filet d'huile chaude englobant toute la tête apporte une profonde détente. En effet, la personne recevant ce soin tombe progressivement en État Élargi de Conscience, et on peut observer par là même des phénomènes de rêves éveillés. À proscrire donc en cas de Schizophrénie ou tout autre dédoublement de la personnalité.

Je fus vraiment fascinée par cette vision, tellement à l'opposé de notre culture ! Comme si, dans notre société, en plus de la tristesse procurée par le manque, nous devions intensifier la douleur avec des musiques macabres et des discours remplis de regrets et de lourdeur…

Bref, ce que j'ai vu m'a bouleversée et j'ai à ce moment-là compris que, pour eux, et comme le docteur Chambon tend à nous le démontrer un peu plus en amont dans ce livre, la mort serait une libération, un soulagement, un passage où l'âme se libère du corps pour passer à un niveau supérieur.

Alors je me suis posé cette simple question, et pourtant tellement chargée émotionnellement :

Et s'ils avaient raison ? Tout comme le revendiquent les Chamans du monde entier, si la Mort n'était qu'un passage dans une autre dimension ? Et si mes expériences de médiumnité et de télépathie étaient également la preuve d'un autre champ de conscience ? Je me rappelle alors le livre du Père François Brune feuilleté chez mon ami Philippe.

Le Père Brune est un célèbre prêtre catholique français et auteur de nombreux ouvrages concernant la théologie, la spiritualité et la vie après la mort…

Pour lui aussi, « la mort n'est pas la mort, elle n'est que le passage à une nouvelle forme de vie, comme une nouvelle naissance ». Il relate ainsi dans son livre *Les morts nous parlent* les croyances tahitiennes à ce sujet :

« L'âme est attirée en dehors du corps, d'où elle a été enlevée, pour être lentement et graduellement unie avec le Dieu dont elle émane… Les Tahitiens en ont conclu qu'une substance, prenant forme humaine, sortait du cadavre par la tête. Car, parmi les plus clairvoyants, certains affirment que peu après l'arrêt de la respiration du corps humain, une vapeur s'élève de la tête et plane un peu au-dessus de lui en restant relié par une corde vaporeuse. La substance, dit-on, augmente peu à peu de volume et prend la forme d'un corps inerte. Quand elle est tout à fait refroidie, la corde de liaison disparaît et l'âme à forme corporelle s'éloigne en flottant, comme emportée par des porteurs invisibles. »

Ce récit est confirmé par de nombreux témoignages d'observateurs modernes et occidentaux.

Pour en revenir à mon séjour en Inde, une chose est sûre, c'est que cette vision d'un homme décédé célébré par des chants, des rires et des cris de joie restera gravée à « Vie » dans ma mémoire.

Je m'imagine alors faisant la même chose au prochain enterrement auquel j'assisterai… Du coup, je m'imagine aussitôt vêtue dans la foulée d'une camisole et bien logée dans un établissement spécialisé !

SPIRITISME
ET ÉTATS ÉLARGIS DE CONSCIENCE

La vie après la mort ? Au fond, je pense que ça m'a toujours semblé une évidence.

D'ailleurs, durant mon adolescence et mon entrée dans la vie d'adulte, j'étais déjà attirée par tout ce qui touchait à la pratique du spiritisme. L'idée de constater par moi-même d'éventuelles communications avec un monde parallèle me fascinait.

Depuis les civilisations de l'Antiquité, la plupart des peuples ont pratiqué la « nécromancie », c'est-à-dire l'interrogation des morts dans un but de divination. Des méthodes différentes existaient en Asie et en Afrique, comme il en existait chez les Assyriens et les Babyloniens. Plus ou moins conservées et déformées, elles sont parvenues jusqu'à notre civilisation. Le Spiritisme est donc défini comme une doctrine fondée sur l'existence, les manifestations et les enseignements des esprits, le plus souvent des esprits humains désincarnés (un être incarné est employé comme médium entre le monde des humains et le monde des esprits lors des séances « spirites »).

Ne sachant pas réellement comment m'y prendre au départ, j'ai toutefois décidé d'expérimenter cette « science » durant mes années lycée.

En effet, mes amis et moi, comme tous bons spirites débutants de l'époque, après avoir médité sur l'intention d'entrer en contact avec des esprits, disposions des lettres et des chiffres en cercle autour d'un verre à pied. Ce dernier, par le biais de l'énergie de nos doigts, était censé communiquer des mots, des noms, des dates ou tout autre élément susceptible d'éveiller notre curiosité !

Mon meilleur ami et moi y avons d'ailleurs recours régulièrement pour poser des questions sur notre avenir : un potentiel petit copain à venir ? Comment s'appellera-t-il ? Allons-nous être invités à la soirée chez Jean-Mi ? Combien de temps allait encore durer ma crise d'acné ? Ou tout autre questionnement existentiel d'adolescent qui se respecte.

Blague à part, ça marchait. Ça marchait vraiment. À plusieurs ou à deux seulement, ça marchait toujours !

Seulement, au bout d'un certain temps, les réponses aux questions posées devenaient confuses et les mots n'avaient plus de sens, alors nous arrêtions la séance. En général au bout d'une demi-heure d'interrogatoire.

Puis, un jour, en racontant mes pratiques avec mon amie Fabienne, sa mise en garde me fit très peur. Tellement peur que je décidai de ne plus jamais y avoir recours. En effet, elle me confia que ses propres parents, spirites confirmés, pratiquaient régulièrement cette méthode de communication, mais de manière très « encadrée ». Aussi, d'après eux, il pouvait être très dangereux d'expérimenter cette pratique chez soi, et d'autant plus sans précautions particulières.

Cet épisode marqua la fin de cette première expérience médiumnique.

En parlant du thème de mon livre à ma mère, Christine, je fis une découverte stupéfiante sur mon arrière-grand-tante Marie.

LA LUMIÈRE ET LE PAPILLON

Nous avons tous déjà vu un papillon de nuit se trouvant irrésistiblement attiré par la lumière, comme tous ses congénères !

Son envie est irrésistible et incontrôlable. D'ailleurs, la lumière l'attire tellement qu'il finit par se brûler les ailes, parce qu'il confond la lueur des ampoules électriques avec celle de la Lune, qui sert de repère d'orientation aux insectes nocturnes. L'éloignement de l'astre est tel qu'il est immobile dans le ciel, ce qui permet aux lépidoptères de garder une trajectoire rectiligne. Quand une source de lumière artificielle entre dans le champ visuel du papillon, elle devient le nouveau repère.

Une poétique métaphore pour parler du destin tragique de ma grand-tante Marie.

En effet, Marie a toujours été très proche de sa grand-mère, leur lien était indéfectible. Si bien que lorsque cette dernière mourut de vieillesse, sa petite fille perdit le goût de vivre.

Alors âgée d'une quarantaine d'années, Marie décida donc d'expérimenter le spiritisme. Après s'être procuré une planche de Ouija, elle chercha à entrer en communication avec sa grand-mère qui, en effet, ne tarda pas à se manifester ! Marie voyait enfin réapparaître la lumière qui l'avait toujours guidée, elle se sentait alors plus légère et pouvait de nouveau déployer ses ailes en direction de la Lune…

Cette apprentie Médium a alors cherché de plus en plus souvent à entrer en contact avec cet être si cher à son cœur. Tant et si bien que les manifestations se faisaient de plus en plus fréquentes et soudaines, partout, de jour comme de nuit. Et ce sans plus chercher à entrer en communication.

Marie commençait finalement à se sentir oppressée de ces imprévisibles et constantes visites. Elle ne les contrôlait plus.

Ne trouvant plus le sommeil, elle interrogea sa grand-mère pour connaître la raison de ses apparitions constantes. Cette dernière lui exprima en retour son insatisfaction quant au fait d'être constamment dérangée, et son souhait de faire comprendre à Marie à quel point cela pouvait être « désagréable ».

Le papillon aveuglé était en train de se brûler les ailes !

Ces visites surprises durèrent des semaines, des mois. Puis la fatigue psychique eut raison de Marie, qui finit par perdre totalement la tête et termina sa vie dans un hôpital psychiatrique.

A-t-elle créé ces visions par le pouvoir de l'autosuggestion ? A-t-elle réellement dérangé sa grand-mère ? Était-elle victime d'hallucinations ? Le mystère reste entier, mais l'issue est la même et confirme le fait que le spiritisme n'est pas quelque chose d'anodin et qu'il ouvre des « portes » qu'il est parfois très difficile de refermer.

KARL LUTEAU
ET L'ÉCRITURE AUTOMATIQUE

Karl était également l'un de mes patients durant l'écriture de ce livre. Lui faisant part de mon ouvrage, ce dernier me confie qu'il pratique « l'écriture automatique » depuis quelques années.

Karl m'explique alors que c'est une écriture qu'il ne contrôle pas, ne maîtrise pas. Généralement, lorsqu'il écrit, des pensées, des mots viennent dans sa tête, sa main écrit, mais pas dans le cas de l'écriture automatique. Il ne pense pas, il ne traduit rien, aucun mot ne vient dans sa tête, et pourtant, les mots s'inscrivent sur le papier ; ils ne viennent pas de lui, mais de l'entité qui écrit à travers lui. Il se laisse alors habiter, incorporer partiellement par l'esprit qui souhaite entrer en contact avec lui et, en quelque sorte, lui « prête » son bras et sa main. Selon lui, sa main n'est plus contrôlée par le cerveau, mais par « l'entité ».

Pendant qu'il écrit, il ne pense à rien d'autre, n'interprète pas, ne souhaite aucune réponse particulière et ne cherche pas à savoir ce qui est écrit. Il prête sa main, c'est tout. Lorsque c'est terminé, Karl peut enfin lire ce qui est écrit.

Plutôt cartésien de nature, Karl ne s'intéressait pourtant pas à tout ce qui touche aux esprits et à la spiritualité en général. Il m'explique donc comment tout a commencé :

« J'étais en profonde dépression à la suite d'une rupture particulièrement douloureuse. Je ne mangeais presque plus et ne trouvais plus le sommeil. J'ai commencé à entendre des voix et à voir des choses étranges, comme des lumières blanches au-dessus de mon lit. Lorsque je trouvais le sommeil, je me réveillais en nage, je transpirais énormément. J'ai d'abord pensé que mon enfermement et ma douleur commençaient à me rendre fou, mais, un après-midi, quelque chose de vraiment étrange s'est produit : alors que je rédigeais machinalement un courrier administratif, je me suis senti comme envahi d'amour, comme si une énergie très positive m'entourait d'un seul coup, puis je ne contrôlais plus ma main, qui semblait écrire de manière totalement autonome. J'ai laissé faire, c'était plutôt comme des gribouillages dans un premier temps. J'avoue que j'étais dans l'incompréhension la plus totale.

J'ai recommencé l'expérience les jours suivants, les écritures étaient de plus en plus nettes ; parfois, je me surprenais même à écrire des mots dont je ne connaissais pas la signification. Les textes me parlaient d'amour inconditionnel, également de mon ex-compagne. »

Karl me montre alors des textes rédigés en écriture automatique, des messages d'amour et d'espoir, souvent des réponses aux questions qu'il se posait sur sa propre vie. Je constate qu'il m'était très difficile de comprendre ce qui était écrit, car l'écriture est très penchée et tous les mots se touchent. Karl a l'habitude et arrive très bien à déchiffrer cette écriture, bien différente de la sienne au demeurant.

Ce dernier me montra l'extrait d'un texte qu'il avait écrit récemment et qui me concernait a priori.

« Bien toi travail, apprends travail avec Amélie, très positif, une très belle personne, oui très bien. Sors un peu plus là… »

J'avoue que ce petit extrait flatte un peu mon ego ! Ou, en tous cas, booste ma confiance en moi l'espace d'un instant.

Karl me confie également que, à la suite des séances d'hypnose au cabinet, ce dernier s'est mis spontanément à écrire un livre : *Entre deux vies*. Une histoire d'amour faisant naître un pont entre plusieurs vies.

J'ai eu le privilège d'être une des premières lectrices et j'en fus très honorée. Un livre agréable à lire et qui porte à réfléchir. Un très bel ouvrage que je vous recommande vivement.

Dans les semaines qui suivirent notre échange sur ce sujet, Karl me sollicite pour que nous tentions une expérience ensemble : ce dernier souhaite que je l'accompagne dans un état de transe profonde par le biais de l'hypnose, pour voir ce qui en résulte. J'accepte avec plaisir.

Nous convenons donc d'une matinée la semaine suivante pour expérimenter cette nouvelle approche.

Le jour du rendez-vous, je suis curieuse de voir ce qui va en résulter ; je place donc comme convenu Karl en état de transe plus profonde, puis le laisse jouer son rôle de « canal », comme à son habitude.

Voilà donc ce qu'il en est ressorti sur le papier :

« Des larmes, du sang, des pleurs, des choses terribles à venir, beaucoup de morts, de désordre, nous ne pouvons rien faire, juste constater une telle désolation. Beaucoup de larmes pour vous également. Envoyez de l'amour, la seule chose qui puisse aider… »

Bon, j'avoue ça ne met pas la patate, hein, mais bon, je retiens : « *Envoyez de l'amour…* » De toute façon, je me dis que c'est toujours la seule chose à faire, finalement !

La séance fut assez éprouvante pour Karl, qui me confie ne pas recevoir ce type de messages d'habitude, en tout cas moins chargés émotionnellement !

Mais cela ne semble pas le refroidir, bien au contraire. Il me propose en suivant une autre expérience, mais cette fois, une séance de méditation qui nous permettra d'entrer ensemble dans un État Élargi de Conscience, dans le but d'associer nos taux vibratoires, pour nous connecter à des entités encore plus élevées spirituellement que celles avec lesquelles il a l'habitude de communiquer. Il me propose d'écrire. Cette fois, ça sera moi, le canal !

J'acquiesce au vu de cette nouvelle expérience.

Vient donc le jour de cette nouvelle aventure. Nous nous installons confortablement dans les fauteuils, une musique méditative nous aide à entrer dans un État Élargi de Conscience, puis, après de longues minutes à attendre, mon stylo commence à bouger. Rien de flagrant au départ, mais je commence à entendre des voix dans ma tête :

« Inspire l'amour, souffle la patience…

Ne tremble pas… Tout est parfait… Confiance… Nature… Essence…

Vis, vibre, mais ne tremble pas…

Amour… Harmonie… Liberté… BN. »

À la fois très intrigante et très intéressante, cette nouvelle expérience…

Nous décidons alors de retenter l'expérience un autre jour ! Cette fois, rien de concret, pas de voix dans ma tête, mais je constate que, même si ce que j'écris est incompréhensible, j'écris de droite à gauche, comme quand j'étais petite et que j'ai commencé à écrire. Je me rappelle la tête de mes parents quand ils ont lu mes écrits au travers d'un miroir ! J'ai, depuis lors, toujours pensé que j'étais montée à l'envers, mais en même temps, l'idée d'être comme tout le monde m'a toujours déprimée au plus haut point !

C'est drôle, cette impression de retourner à sa nature profonde. Avant tous les conditionnements, avant de **devoir** rentrer dans des cases, bien rangées, de gauche à droite.

Cette séance m'a particulièrement marquée, surtout en cette période où j'ai l'impression de me reconnecter à des choses profondes et de faire la paix avec mon passé. Par ailleurs, je me demande si lors de cette dernière séance, je ne serai pas plutôt tombée dans une sorte d'autohypnose, un état dans lequel mon inconscient m'aurait fait entendre ces voix ou revivre ces scènes de l'enfance dont je n'avais plus aucun souvenir ? Mais comme dirait le docteur Olivier Chambon : « *Tout est lié.* »

POSSESSION OU AUTOHYPNOSE ?

J'ai justement été contactée l'an dernier par l'équipe de « Spirit Xpe-rienZ » pour donner mon point de vue en tant que praticienne en Hypnose sur le comportement d'un jeune homme tombé en état de transe durant une séance de spiritisme. (Voir « Complément d'en-quête SXZ au château de la Rigalderie ».)

Natifs de la Bourgogne et résidant en Côte d'Or, l'équipe de « Spirit XperienZ » est un groupe de recherche, chasse et investigation sur les phénomènes paranormaux.

Lors de cette séance filmée, nous constatons que le sujet n'est plus dans son état normal à la fin de la séance et entre en communication. Un échange avec une entité ou avec son inconscient ?

Il est légitime de se poser la question.

Dans cette interview, j'émets l'hypothèse que cet individu est tombé en état d'autohypnose durant cette séance.

Il est très difficile de différencier un éventuel état de « possession » d'un état d'autohypnose, car ce sont quasiment les mêmes caracté-ristiques. Le sujet entre dans un État de Conscience Élargi dans lequel son corps baisse considérablement en température.

Je n'affirme rien, mais apporte ici un éclairage sur cette possibilité. En effet, dans le cas de l'autohypnose, le sujet ne différencie plus la réalité de l'imaginaire et peut être convaincu d'être incorporé, voire même en ressentir les « symptômes ». Ont d'ailleurs été relatées de nombreuses expériences malheureuses, comme des scarifications, violence envers autrui, suicide, mutilations diverses, etc.

Dans un état d'autohypnose comme dans un état d'incorporation, on observe une nette amélioration des capacités physiques : force surhu-maine, catalepsie, changement de voix… La personne en transe peut même parfois parler une langue étrangère inconnue ! (L'inconscient du sujet aurait enregistré de manière autonome des phrases entendues dans cette langue par le passé sans même que le conscient y ait prêté attention.)

Mais il a également été relaté, fait encore plus surprenant, d'autres cas de transe dans lesquels la personne serait incorporée : des phénomènes de lévitation de corps ou d'objets.

Lors de mon entrevue avec le docteur Olivier Chambon, j'ai souhaité lui parler de ce reportage et lui demander son point de vue sur les caractéristiques observables lors d'un « réel » contact avec un esprit. Voici sa réponse :

« C'est un peu comme les Médiums qui entrent en contact avec des esprits, qui peuvent aussi bien recevoir des messages directement du défunt que des informations du consultant par télépathie ! Les deux cas de figure sont possibles, mais ils savent très bien faire la différence. En effet, ils savent différencier lorsque la représentation vient d'une personne vivante ou bien même de la lecture "d'Anal Akashisk" (une vaste bibliothèque dans laquelle toute la mémoire du monde serait stockée, une mémoire non localisée, qu'on pourrait également comparer au "Cloud[12]").

Lorsqu'ils entrent en contact avec un défunt, les médiums ressentent réellement des sensations physiques. Il y a vraiment une présence énergétique, émotionnelle, et c'est ce qui fait toute la différence. Il peut en effet également y avoir des personnes qui tombent dans cet état d'autohypnose dont vous parlez… Tous ces cas de figure sont "probables".

Aussi, dans les cas de possession, il est difficile de différencier si la personne est réellement possédée ou si c'est une "sous personnalité" qui a pris le contrôle, ce qui peut parfois être le cas. Mais finalement, rien n'est étonnant, partant du principe que la conscience peut communiquer et interagir avec toute conscience et influencer tout le monde ou toutes choses… Avec une certaine intention et une certaine force, on peut donc agir sur quelqu'un à distance, que ce soit dans le bien, comme les guérisseurs, par exemple, mais aussi dans le mal…

---

[12] Le « Cloud » consiste à exploiter la puissance de calcul ou de stockage de serveurs informatiques distants par l'intermédiaire d'un réseau, généralement Internet.

C'est finalement un peu comme un couteau, qui peut couper les liens d'un prisonnier ou égorger quelqu'un ! Larry Dossey a d'ailleurs écrit un livre très intéressant sur la prière et les effets observés des intentions à distance, qu'elles soient positives ou négatives.

Il y a maintenant plein de preuves, il suffit juste de se renseigner un peu. »

Un autre Institut de Recherche sur les Expériences Extraordinaires dont fait partie le docteur Olivier Chambon, « l'INREES », se consacre à l'étude des expériences humaines inhabituelles, telles que des expériences de mort imminente ou des rencontres avec des esprits. Il a été fondé par le journaliste et écrivain Stéphane Allix et le docteur Bernard Castells sous la forme d'une association à but non lucratif en 2007. Depuis 2011, c'est une SAS consacrée à l'édition de revues périodiques. L'institut publie un trimestriel, le magazine *Inexploré*.

L'objectif de l'INREES est de sensibiliser les professionnels de la santé et le grand public aux expériences extraordinaires qu'un certain nombre de personnes disent avoir vécues. Pour cela, il se propose de créer un réseau de professionnels en santé mentale, de médecins et de soignants pour recevoir les personnes déclarant avoir eu des visions qualifiées de surnaturelles, des phénomènes physiques de nature inconnue, une expérience de mort imminente, des communications, des rencontres avec des esprits, etc.

Stéphane Allix est également l'auteur de deux ouvrages passionnants : *Le Test* aux éditions Albin Michel et *Lorsque j'étais quelqu'un d'autre*, paru chez Mama Éditions. Des livres dans lesquels M. Allix livre son expérience, ayant en effet lui-même vécu des aventures surprenantes. Des ouvrages que je vous invite vivement à lire, notamment *Le Test* dans lequel Stéphane fait une expérience unique après le décès de son papa. Le journaliste cachera en effet trois objets dans le cercueil, juste avant la fermeture définitive, et partira consulter plusieurs médiums. L'intérêt étant, vous l'aurez compris, de voir si ces derniers sont en capacité de rentrer en relation avec son défunt père et de lui retransmettre d'une manière ou d'une autre ces trois fameuses « pièces à conviction ». Une aventure passionnante.

M'ÂME « I » GINETTE

Peu de temps après avoir lu le livre de Stéphane, il se trouve que j'ai perdu ma grand-mère, Ginette. Très chère à mon cœur. J'ai donc décidé de m'inspirer de l'expérience de M. Allix et de cacher un petit morceau de papier sur lequel j'avais écrit un mot qui représentait toute la complicité que nous avions, ma grand-mère et moi, et ce fameux mot était le suivant : « Coquine. »

En effet, j'aimais énormément taquiner ma grand-mère… Quand, par exemple, elle pensait que sa robe de chambre s'était « rallongée » alors que c'était elle qui avait « rétréci » avec l'âge. Ou quand elle me demandait si je « fréquentais ? », ce qui exprimait son désir ardent de savoir si j'avais un petit copain. Par ailleurs, mon père et moi étions toujours un peu surpris quand nous allions lui rendre visite à l'hôpital et que, tentant de la rassurer sur le fait qu'elle rentrerait bientôt, cette dernière nous confiait vouloir prolonger les vacances en nous vantant les mérites des « animatrices du club » ! Aussi, petites, ma cousine Julie et moi adorions ses expressions si singulières, comme par exemple quand elle nous disait avec ses grands yeux bleus étonnés avoir croisé un hérisson « qui se la baladait » dans l'allée devant la maison.

Ses grands yeux bleus étonnés, toujours.

Bref, « **coquine** » était le surnom que me donnait Mamie Ginette quand elle appuyait sur le bout de mon nez avec son index. C'est donc en toute logique le mot que j'écrivis sur le petit bout de papier que je cachai dans son chemisier avant la fermeture de son cercueil.

Et c'est, sans doute en toute logique aussi, que la semaine suivante, une nouvelle patiente, âgée d'une dizaine d'années environ, s'exclama à son arrivée au cabinet être une « coquine » de toute sa fraîcheur, sa spontanéité et son innocence. Je me rappelle que sa mère, un peu gênée, s'excusa et me confia qu'elle était d'habitude très timide et ne comprenait pas bien cette soudaine attitude extravertie. Pour l'anecdote (dans l'anecdote), la maman de la petite coquine prit d'ailleurs conscience en voyant mon nom qu'elle connaissait très bien ma famille… son mari étant l'ancien associé de mon père.

Hasard ? Synchronicité ? Télépathie ? Esprit ? Conscience collective ? …

Quoi qu'il en soit, ces expériences peuvent donner à réfléchir sur le fait qu'il est effectivement fort probable que nous vivions dans un monde « multidimensionnel ».

Pour tenter d'apporter un éclairage à certaines interrogations sur la véracité du monde des esprits, je fais alors appel à la célèbre Médium et partenaire de l'INRESS, Florence Hubert, dont je vais vous livrer ici le récit.

Le témoignage que vous allez découvrir maintenant va peut-être encore une fois vous intriguer, vous questionner, vous surprendre, peut-être vous révolter, qui sait, mais je doute fort que ça vous laisse indifférent.

FLORENCE HUBERT

POUR UNE PLONGÉE
À L'INTÉRIEUR DE SOI…

La ville de Florence étant le berceau de la Renaissance en Italie, Mme Hubert représente ici la Renaissance d'une femme âgée de quarante ans à l'époque, qui décide de changer totalement de cap après avoir vécu une Expérience de Mort Imminente durant un accident de plongée en Corse.

Il y a des personnes que l'on a l'impression de connaître depuis toujours… Pour ma part, Florence en fait partie. Je vous livre ici ma rencontre avec elle et le parcours passionnant et particulièrement inspirant qu'elle a chaleureusement accepté de me relater.

Ma demande étant loin d'être la première sollicitation qu'elle reçut, j'ai, au premier contact, senti un peu de méfiance de sa part, mais elle m'accorda très rapidement sa confiance et accepta de répondre à mes questions, et ce avec une présence rare. En effet, ce qui m'a marquée par-dessus tout durant notre entretien était sans doute l'attention que Florence a portée à mes questions, ainsi qu'à ma personne.

Ma rencontre avec Florence se passe le 12 juin 2017, dans son appartement en bordure de Toulouse. Je rencontre alors une femme généreuse qui me parlera pendant une heure trente de son parcours avec passion. Parcours que je vais tenter de vous retranscrire au mieux ci-dessous…

« Originaire d'Angers, mes parents dirigeaient un entrepôt pharmaceutique. Ce à quoi j'aspirais étant un peu trop "abstrait" pour ma famille, je dus m'éloigner de mon premier amour, la danse, pour passer un concours de préparatrice en pharmacie. J'ai donc travaillé de nombreuses années dans ce domaine, et notamment (pour l'anecdote) au sein de la pharmacie tenue par Roselyne Bachelot.

Petite déjà, j'avais bien conscience de mes capacités médiumniques, mais ne sachant pas trop comment gérer cela, j'en étais surtout très effrayée et j'ai longtemps cherché à étouffer ces voix qui résonnaient dans ma tête. Issue d'un milieu dans lequel mes facultés de médiumnité n'étaient pas du tout prises au sérieux, mon frère Didier était mon seul confident. Lui seul m'écoutait attentivement, sans jamais porter de jugement.

Ce qui m'a marqué le plus durant l'enfance était d'entendre régulièrement des voix, et notamment mon prénom que les "entités" prononçaient à mon oreille. Le fait d'entendre des voix aurait pu être associé à des délires schizophrènes ou paranoïaques d'un point de vue médical, mais pour moi, c'était bien réel. Tellement réel et envahissant que ça me terrorisait, parfois. Par ailleurs, ne me sentant pas écoutée et prise au sérieux, j'ai vécu une enfance assez tumultueuse, faisant beaucoup de bêtises pour extérioriser mes peurs et mes frustrations.

À l'âge de 14 ans, j'ai vécu ma première expérience "concrète" de médiumnité, et certainement l'une des plus marquantes de ma vie. En effet, étant très proche de mon grand-père, j'ai été sollicitée à ses côtés après le décès de ma grand-mère pour le soutenir dans cette épreuve.

Dès mon arrivée, mon grand-père m'a mise en garde sur le fait de ne jamais entrer dans la chambre de ma grand-mère, dans laquelle avait eu lieu le décès et où les proches de la défunte avaient "veillé[13]" le corps.

Ce fut évidemment la première chose que je fis lorsque mon grand-père fut parti en course ! Bravant l'interdit, je m'empressai bien sûr

---

[13] Je rappelle ici que, jusqu'il y a quelques décennies encore, dans les pays et régions sous l'influence de la religion catholique, les défunts étaient veillés pendant trois jours et trois nuits environ après leur décès. Ce n'est qu'au terme de cette période que les funérailles étaient célébrées. Selon la croyance, au moment où survient la mort, l'être humain abandonnerait son corps physique, qui devient dépouille mortelle. Mais son âme et son esprit (qui sont à distinguer l'un de l'autre) perdurent et continuent à se manifester et à agir à travers d'autres « corps » : il s'agit de « corps » non perceptibles à l'observation sensorielle et de ce fait appelés « constituants » ou « corps suprasensibles » par certains investigateurs spirituels.

d'entrer dans la fameuse chambre et commençai à fouiller dans les affaires de ma grand-mère, puis ouvris son journal intime.

La porte claqua alors très violemment et je me retrouvai prisonnière à l'intérieur de la chambre ! Ça n'a duré que quelques minutes, mais elles m'ont semblé durer des heures ! Lorsque la porte se débloqua enfin, je courus me réfugier dans mon lit et me cachai sous ma couverture, attendant impatiemment l'arrivée de mon grand-père. Je me rappelle alors avoir senti la main de ma grand-mère me caresser les cheveux et me dire tendrement qu'elle m'aimait et ne m'en voulait pas d'avoir fouillé dans ses affaires, mais qu'il ne fallait plus jamais que je le refasse.

Puis vint le retour du grand-père. Terrorisée, je me suis jetée à son cou pour tout lui expliquer et, n'étant peut-être pas en capacité d'entendre ça, il me renvoya illico presto chez mes parents.

À la suite de cet événement, j'ai décidé d'occulter complètement mes facultés, qui me procuraient à cette époque finalement plus de déboires qu'autre chose.

Aussi, ne portant plus attention à ces voix, j'ai fini par les faire taire. »

Jusqu'à l'âge de quarante ans, Florence a mené une vie plutôt confortable et n'a jamais manqué de rien sur le plan matériel. Mariée et heureuse maman de deux petites filles, sa vie coulait, certes un peu monotonement, comme baignant dans une marmite d'eau tiède, mais bientôt portée à ébullition… la chaleur progressive provoquant peu à peu une sensation d'asthénie empêchant tout élan de vie, comme nous l'explique la fable de « La grenouille qui chauffe ».

La fable de la grenouille relate une observation supposée concernant le comportement d'une grenouille placée dans un récipient contenant de l'eau chauffée progressivement. Elle vise à mettre en garde contre une accoutumance ou habituation conduisant à ne pas réagir à une situation grave. En effet, si l'on plonge subitement une grenouille dans de l'eau chaude, elle s'échappe d'un bond, alors que si on la plonge dans l'eau froide et qu'on porte très progressivement l'eau à ébullition, la grenouille s'engourdit ou s'habitue à la température pour finir ébouillantée. Vous l'aurez compris, cette métaphore insinue que lorsqu'un changement s'effectue d'une manière suffisamment lente, il échappe à la conscience et ne suscite ni réaction, ni opposition, ni révolte. Les phénomènes d'adaptation, généralement bénéfiques à l'individu et aux sociétés, se révèlent finalement nocifs.

« TOUCHER LE FOND »
PREND ALORS TOUT SON SENS !

Le 27 août 2001 fut le jour de la renaissance de Florence, date à laquelle elle faillit perdre la vie, mais qui symbolisa finalement son « Réveil », m'explique-t-elle :

Nous sommes donc en Corse, dans un endroit idyllique où Florence aime régulièrement s'adonner à la plongée. Une belle journée pour clôturer les vacances au large de Porto-Vecchio. Des conditions idéales pour une « dernière » plongée sous-marine.

Florence est un peu bougonne et ne semble pas décidée à plonger aujourd'hui. Son mari insiste en lui répétant que ça serait dommage qu'elle ne profite pas une dernière fois de ce cadre paradisiaque et qu'elle allait certainement le regretter…

Voyant son mari tellement insistant et convaincant, elle cède enfin et, accompagnés d'un couple d'amis, les voilà bientôt dans les fonds marins.

À la recherche des mérous, Florence admire ces couleurs lumineuses et nacrées qui scintillent dans un silence total. Comme si plus rien d'autre n'existait, comme si le mental était resté à la surface et avait laissé place uniquement au bien-être, à l'harmonie, à une sensation de paix intérieure.

Dans cet état de contemplation, tout en continuant de respirer l'oxygène contenu dans sa bouteille, quelque chose vient alors interrompre ce moment de grâce. Quelque chose d'inattendu, et fortement inquiétant, à 40 mètres de profondeur…

Florence avale de l'eau salée.

En toute logique, et malgré la panique, elle tape sur sa bouteille pour avertir les autres. Son mari arrive alors rapidement et lui donne son masque pour qu'elle puisse enfin prendre une bouffée d'air, mais stupeur ! La plongeuse avale une nouvelle fois de l'eau salée, alors que son mari respire très bien avec l'embout de Florence !

Tout en regardant au-dessus d'elle la distance qui la sépare de cet oxygène naturel qu'elle n'inhalera peut-être plus jamais, elle se rappelle s'être alors dit à elle-même « ma fille… t'es morte ! » et, après cela, s'est vu aussitôt sortir de son corps, puis se placer à sa « propre » gauche. Ce qui a également marqué Florence est la vision à 360 degrés qui lui permet à ce moment-là de percevoir les éléments tout autour d'elle, comme si tout devenait plus précis, et ses sens… infinis !

Attirée irrésistiblement par une étrange brume au fond de l'océan, elle se laisse alors porter et arrive dans un long tunnel lumineux, puis croise son grand-père qui lui montre la route.

« Je ne savais où j'étais arrivée, tout ce que je sais, c'est que je vivais : ma conscience et ma mémoire étaient présentes.

Tout était calme, beau et silencieux. J'étais dans une pièce immense, dans la lumière que je regardais fixement sans qu'elle me fasse mal aux yeux. Dans cette pièce, il y avait un banc blanc. Un banc vide. Je regardai vers le bas, j'étais debout dans le vide, et quand je relevai à nouveau les yeux en direction du banc, trois personnages étaient assis dessus. On aurait dit des moines, ils avaient des aubes, je ne voyais que le visage de celui du milieu, les autres avaient la tête baissée. »

Florence exprima qu'elle ne souhaitait à aucun prix retrouver son corps et sa vie terrestre. Elle était trop bien là où elle était à ce moment-là. Ces personnages lui auraient alors suggéré de regarder sur sa gauche, et, comme projetée sur un écran, elle put voir des passages de sa vie, depuis l'enfance. À la fin de la projection, un être se serait alors présenté à elle comme étant son « Guide Spirituel ». Et ce serait lui qui l'aurait accompagnée jusqu'ici.

Florence ne se souvient pas comment ni pourquoi, mais en un quart de seconde, elle réintégra son corps physique. Une sensation fort désagréable, à ses dires, elle qui serait bien restée baigner dans cette sensation d'Amour inconditionnel…

Après avoir été réanimée par le docteur Jean Jacques Charbonier[14] qui se trouvait étonnamment en vacances en Corse, à cet endroit précis ; à ce moment-là, Florence comprit que rien ne serait plus jamais comme avant. Elle ouvrit les yeux sur le fait que tout ce qu'elle avait occulté depuis toujours donnerait dorénavant un sens à sa vie. Aussi, Florence prit conscience suite à cela que l'homme qui partageait sa vie ne lui correspondait plus du tout. Peut-être que ça n'avait même jamais été le cas. Quoi qu'il en soit, son regard sur lui avait définitivement et irrémédiablement changé.

À la suite de son divorce et déménagement, c'est un nouveau départ qu'amorce Florence. Tant dans le domaine privé que professionnel, cette médium revendique désormais ses facultés parapsychologiques et son besoin de transmettre les messages qu'elle réceptionne par le biais de ses « guides ».

Florence Hubert a depuis écrit un livre : *Quand la médiumnité s'impose*, aux éditions Trédaniel également. Un ouvrage que je vous invite également à lire, dans lequel elle retrace son parcours et explique comment, grâce à cette expérience, elle a pu venir ensuite en aide à des personnes désemparées, en « nettoyant » des lieux ou en transmettant des messages de l'au-delà. Florence est également une des Médiums ayant témoigné pour le livre de Stéphane Allix : *Le Test*.

Désormais reconnue dans son domaine, elle anime des conférences et des stages partout en France. Florence terminera cet entretien sur ces mots :

« Vivez le jour présent comme si c'était le dernier. »

Florence nous a livré ici, outre le témoignage sur les capacités décuplées par l'état de conscience qu'elle a vécu, une belle leçon de vie.

---

[14] Le Docteur Jean Jacques Charbonier est un médecin anesthésiste réanimateur français, connu pour ses recensements de témoignages validant selon lui l'hypothèse de vie après la mort, l'expérience de mort imminente et l'existence d'une conscience indépendante de l'activité neuronale. Il est l'auteur de plusieurs ouvrages sur le sujet, anime régulièrement des conférences et participe à diverses émissions de radio et de télévision. Le Docteur Charbonier a rédigé la préface du livre de Florence.

L'Expérience de Mort Imminente que Florence a vécue est évidemment loin d'être un cas isolé. D'ailleurs, de plus en plus de témoignages du même ordre sont relatés en raison des progrès de la médecine. Grâce au matériel ainsi qu'à l'avancée de la science, les états de mort provisoires se prolongent, laissant plus de temps aux « expérienceurs » pour vivre ces phénomènes de sorties de corps. En effet, selon plusieurs études, en moyenne 4 % de la population vivrait ce que l'on appelle une « EMI », soit 2,5 millions de personnes rien qu'en France. Immersion dans un tunnel, rencontre avec des êtres de lumière ou des proches disparus, sentiment d'amour infini, visions « à distance »… L'espace de quelques instants, ces personnes peuvent bien souvent observer leur corps, sur une table d'opération ou dans une voiture accidentée, par exemple. Elles sont capables, malgré un état d'inconscience apparente ou de mort clinique, de voir et d'entendre tout ce qu'il se passe autour d'elles juste avant d'accéder à une autre réalité.

De plus en plus d'expérienceurs n'hésitent plus à s'affranchir du regard des autres et à partager leur histoire dans une société basée sur le matérialisme et le « rationnel ». Il est en effet parfois délicat pour les personnes expérimentant des phénomènes tels que la décorporation, la médiumnité, la clairvoyance, etc., d'en parler autour d'eux en se sentant compris ou, du moins, pris au sérieux.

GWEN CLAPPE
ET LES JEUX DE « L'EGO »

J'ai eu envie de vous livrer ici le témoignage d'un jeune homme que j'ai rencontré dans le cadre de ce livre et qui, à l'instar de Florence Hubert, a pu se sentir quelque peu « en décalage » avec la société dans laquelle il a grandi.

Gwen Clappe est un jeune holothérapeute (thérapeute en santé holistique), chaman, enseignant de Santé et de guidance spirituelle. Il exerce principalement à Genève ainsi que dans le sud de la France où il est domicilié la plupart du temps. Fils du précurseur en médecine holistique, le docteur Tal Schaller, et la chamane Johanne Razanamahay, ce jeune thérapeute m'exprime en premier lieu sa reconnaissance envers ses parents, qui lui ont transmis l'ouverture d'esprit, le don de soi et l'humanisme. Des qualités humaines qu'il tente au mieux de transmettre à son tour.

En effet, l'axe principal de Gwen est de se connecter à cette notion d'Unité.

Mais alors, si nous sommes UN, qui es-tu, Gwen ?

« J'ai présentement 35 ans, je suis papa, divorcé, et je suis une personne heureuse qui souhaite transmettre ce Bonheur.

Pourquoi je suis ce que je suis ? On peut dire que j'ai fait l'école de la souffrance et de l'ego… J'ai eu 1 000 vies en 1 Vie ! Alors j'essaie d'éviter aux gens de vivre les mêmes choses et se prendre en main avant, en vue d'être autonome dans leur Santé et leur Spiritualité. La Voix de l'âme ou la guidance spirituelle consiste justement à Être son propre maître et son propre guide plutôt que de suivre une Spiritualité qui se perpétue et vivre soi dans l'instant présent.

Évidemment, au vu du parcours de mes parents, et comme dirait mon ami et frère Sylvain Didelot (qui est channel) : je suis un peu Obélix tombé dans la potion magique ! Même si je n'aime pas cette formule et préfère parler de "choix d'incarnation". »

Ce jeune humaniste, qui exprime ici ce souhait sincère de transmettre le bonheur qui l'anime aujourd'hui, a pourtant connu lui aussi la souffrance et l'injustice durant sa plus tendre enfance. En effet, ayant vécu ses premières années entre La Réunion et Madagascar, ce petit garçon fut profondément marqué par le comportement incohérent des hommes venant pratiquer sur ses terres des choses totalement immorales en toute impunité.

Aussi, après avoir fait « l'école de l'Ego » durant l'adolescence, une période durant laquelle Gwen a exprimé, avec les moyens qu'il avait, sa profonde révolte intérieure, le jeune garçon se donna pour mission de changer les choses et d'aider les gens à sortir de ces fameux « jeux de l'Ego » desquels ils sont, selon lui, bien trop souvent prisonniers. Gwen décide donc de transmettre une philosophie « unitaire » pour sortir du sentiment de dualité ou de séparation, responsable, pour lui, des plus grandes de nos souffrances. Pour Gwen, comme dans toutes les approches spirituelles, l'ego implique la séparation avec tout ce qui nous entoure, et par là même nous ferme au monde. En effet, l'ego est souvent perçu comme la substance de notre personnalité, dans le domaine psychologique, mais aussi le domaine spirituel, l'ego est plutôt vu comme ce qui nous empêche d'atteindre une forme de vérité, de profondeur.

Il poursuit :

« Je définirais en effet l'ego comme une illusion de soi, soi-disant garante de notre sécurité. Le but de l'ego est d'éviter de souffrir par tous les moyens, quitte à arrêter de vivre spontanément. Lorsque nous apprenons à pacifier l'ego, nous parvenons à écouter notre Âme qui, elle, est l'essence de l'homme, dans l'Amour, la Paix et l'Unité. Nous réalisons que le monde de l'ego n'est qu'un filtre qui obscurcit la vie et le monde et nous plonge dans la souffrance, au lieu de voir à quel point la vie est magnifique, et le monde, riche en multiples sources de bonheur.

J'ai toujours perçu la vie comme une pièce de théâtre. Petit, je constatais déjà avec stupeur les différences vibratoires entre les êtres "conscients" et ceux qui souffraient de l'illusion de la séparation. »

Par ailleurs, Gwen a senti très tôt que ses moyens de communication étaient quelque peu différents de ceux d'un individu « lambda ». En effet, lorsqu'il regardait quelqu'un dans les yeux, ce dernier avait l'impression de ressentir très clairement ses émotions, mais également de percevoir son passé, son avenir, et même parfois de lire dans ses pensées. Ce sentiment d'unité était donc, semble-t-il, présent depuis sa plus tendre enfance. Mais Gwen eut également l'impression que ses facultés hors du commun pourraient être un handicap dans sa vie sociale, et, se sentant incompris et « différent », il choisit finalement de rentrer dans le moule et de ne plus regarder les gens dans les yeux, du moins durant quelques années.

Aujourd'hui, Gwen accompagne les âmes par différentes approches. Il se sert en effet de ce « don » de télépathie qu'il a perçu très jeune, mais également de diverses autres méthodes telles que le chamanisme, la pleine conscience et le channeling.

Ce thérapeute atypique me confie n'avoir aucune méthodologie :

« Je n'ai pas vraiment de méthode ni de protocole. Je n'anticipe pas les accompagnements et laisse venir ce qui vient. Je travaille avec mon âme, avec l'âme des gens, mais également avec les guides, les ancêtres, et finalement avec tout ce qui a trait au monde invisible… »

Gwen me dit utiliser le Channeling lors de ses accompagnements. Je m'interroge.

OK, mais c'est quoi au juste, Gwen, le channeling ?

« Le channeling est un mot anglais que nous traduisons par "canalisation" en français, exprimant ainsi le fait de transformer son corps physique en channel/canal.

Si dans le chamanisme, nous faisons le pont entre la Terre et le Ciel, la vie et la mort, le visible et l'invisible, etc., le channel laisse, lui, circuler des énergies à travers lui afin de délivrer des messages. C'est une des multiples formes de médiumnité.

Nous pouvons laisser passer l'esprit d'un défunt, d'une entité désincarnée, d'une énergie terrestre ou non, de notre Âme ou de ce que nous nommons "guides spirituels". C'est dans cette nuance que nous divisons les channels sous différentes appellations, mais qui sont en réalité un même processus : nous nommons médium celui qui laisse passer les esprits, ou channel celui qui laisse passer les guides, tout comme ce que j'appelle communément La Voix de l'Âme, qui est en réalité un channeling de sa propre âme.

Donc, pour comprendre le channeling, il faut commencer par comprendre ce que sont des "guides spirituels" et avoir une belle dose d'ouverture d'esprit ! Ces fameux guides spirituels sont des entités de lumière et d'amour uniquement, donc il n'y a aucun risque de se faire squatter ou posséder par des entités du bas astral ; ceux-ci veillent sur nous en permanence comme de bons parents veillent sur leurs enfants.

L'intention posée sur un channeling est donc de recevoir des messages, des conseils ou indications, et de pouvoir poser des questions à ces guides, hautement plus spirituels que la conscience humaine ne peut concevoir. Ne vivant pas dans la dualité, ces êtres d'amour et de paix sont donc capables de nous donner avec la plus grande sagesse des enseignements précieux sur ce que nous avons vécu, vivons et vivrons. »

SOPHROLOGIE
ET PRISES DE CONSCIENCE…

Les États Élargis de Conscience donnent donc, comme en témoignent tous les intervenants de ce livre, bien souvent accès à des capacités « extra ordinaires », des connexions avec le monde invisible, comme en témoigne également Gwen, ou à des prises de conscience comme celles qui sont venues bouleverser la vie de Florence.

La Sophrologie, science que je pratique à mon cabinet depuis l'obtention de mon diplôme en septembre 2012 à l'école de Sophrologie Sociale de Mortagne-sur-Gironde, est une méthode qui permet également ces fameuses « prises de conscience ». La méthodologie qu'elle propose permet d'atteindre un état méditatif, appelé ici le « niveau Sophro Liminal ».

Le principe de base de la méditation étant de développer son attention et sa concentration, le développement de ces deux seules facultés peut avoir des répercussions extraordinaires sur toutes les dimensions de notre vie ! La Sophrologie est en effet définie comme une Science qui étudie la Conscience humaine et une méthodologie proposant des techniques pour son harmonisation.

(SOS : Harmonie ; PHREN : Conscience ; LOGIA : Étude.)

La Sophrologie est un terme créé par Alfonso Caycedo, médecin neuropsychiatre orienté par l'école de psychiatrie phénoménologique et existentielle, pour désigner une méthode qu'il a conçue pour l'étude de la conscience harmonieuse et la conquête de l'équilibre corps-esprit, par la répétition de techniques psychocorporelles qui lui sont propres. Inspirée de l'Hypnose et de disciplines orientales telles que le Yoga, le Zen et le Bouddhisme, la Sophrologie est une méthode qui a pour objectif de transformer nos angoisses ou phobies en pensées positives.

Ayant pratiqué la Sophrologie régulièrement avant de me former et de devenir moi-même Sophrologue, j'ai pu constater lors des séances que des images apparaissaient brièvement sur mon écran mental. Comme si mon inconscient mettait en évidence ce que je ne voyais pas, ou du moins ce que je refusais de voir.

Voici un exemple pour que vous puissiez plus facilement vous représenter ces perceptions :

À l'âge de vingt-sept ans, lors des premières séances en groupe auxquelles je m'étais inscrite, le fait d'accéder à un état de détente profonde me faisait ressentir beaucoup d'émotions, en découlant des larmes qu'il m'était impossible de contenir (l'intérêt étant de toute façon de les extérioriser). En effet, je voyais clairement des images se rapportant à ma vie privée et professionnelle se dérouler sous mes paupières closes. Comme si tout devenait évident, comme si quelqu'un me montrait clairement ce qui ne tournait pas rond dans ma vie.

En effet, je ressentais à cette époque un profond mal-être, ce qui m'a en l'occurrence amenée à expérimenter la Sophrologie.

Je ressortais de chaque séance bouleversée. Je faisais d'ailleurs, à la suite des séances, beaucoup de rêves très perturbants toujours en rapport avec ma vie personnelle. C'est à ce moment-là que j'ai décidé de tout quitter et de partir vivre en collocation avec mon meilleur ami Dimitri, dans la ville que j'avais quittée cinq ans auparavant.

Dans l'heure qui suivit cette décision ferme et définitive, le Foyer Occupationnel que je souhaitais intégrer depuis six ans m'appela pour me proposer un poste d'Aide médico-psychologique, et ce à deux pas de mon nouvel hébergement ! Coïncidence ou « synchronicité » ? Chacun appellera ça comme il voudra. Je constate aujourd'hui que j'étais loin d'être un cas isolé quand j'observe le grand nombre de personnes qui expérimentent des prises de conscience de la sorte en venant pratiquer la Sophrologie ou l'Hypnose à mon cabinet. Encore faut-il « écouter » cette voix intérieure et faire fi du jugement des autres. Mais faut-il en arriver à vivre une expérience comme celle de Florence pour enfin oser suivre notre cœur ? ... Malheureusement, bien trop souvent, les gens restent englués par peur de l'inconnu ou par culpabilité dans une vie, un travail, un environnement… qui les étouffe et les oxyde[15].

En effet, « rouillés » par la routine ou les « obligations » familiales et professionnelles, nous nous enfermons parfois dans des prisons dorées qui ne nous correspondent plus, mais que nous n'arrivons pas à quitter par peur du changement, par culpabilité ou tout simplement parce que nous ne prenons pas le temps de nous interroger sur ce que nous souhaitons vraiment.

Ce qui nous ramène à l'histoire de « la grenouille qui chauffe » déjà évoquée dans l'un des chapitres précédents…

Par ailleurs, la Sophrologie comportant quatre degrés, le deuxième est plutôt inspiré du « Zen ». Il s'avère être celui de « la Conscience hors du corps ».

Nous prenons conscience ici que le corps est limité, mais la conscience, elle, est illimitée !

En effet, dans ce degré bien spécifique, nous cherchons à placer délibérément notre regard à l'extérieur du corps, dans le but de nous entraîner à la faire « voyager » autour de nous. Une expérience encore une fois très surprenante au début, mais qui nous invite à « ouvrir notre champ de conscience » et à élargir notre vision du monde. Ces expériences de sorties de corps sont volontaires et différentes de celles qu'a vécues Florence. Toutefois, il faudra un peu d'entraînement pour vivre de telles expériences.

La Sophrologie, par le biais des visualisations qu'elle suggère en État Modifié de Conscience, nous permet également de vivre des sortes de « rêves éveillés » dans lesquels nous développons nos sens, nous apprenons à vivre pleinement l'instant présent, à gérer nos émotions. Nous nous autorisons alors à nous libérer de ce qui ne nous correspond plus, à être plus à l'écoute de notre intuition, à nous réconcilier avec notre passé, à changer de regard sur les choses, à

---

[15] L'oxydation est une réaction chimique, souvent provoquée par l'oxygène, par laquelle on retire des électrons à un atome ou à une molécule.

moins suivre nos pensées et par là même nous laisser embarquer par nos émotions. Nous devenons alors plus sereins et plus confiants. Plus confiants en nous-mêmes, en l'avenir, et en la vie d'une manière générale.

BRUCE BIGOT
ET L'ALCHIMIE DE L'ESPRIT

Durant le mois de mai 2017, venu tout droit du Québec, j'ai eu la chance de recevoir Bruce Bigot, le formateur et créateur de « l'Alchimie de l'Esprit » : un stage visant justement à élargir sa conscience, et par là même à décupler ses capacités parapsychologiques, et ainsi développer son intuition et sa créativité.

Sous sa grosse barbe rousse et sa longue et épaisse chevelure de feu, Bruce Bigot est un jeune homme lumineux dégageant une grande chaleur humaine.

La vie n'a pas toujours souri à ce thérapeute du cœur, mais ce dernier a choisi de lui sourire en retour. Je suis moi-même profondément convaincue que la meilleure réponse à la haine reste l'Amour, et que nous sommes les premières victimes de la rancœur ou du ressentiment que nous pouvons être amenés à éprouver.

Violenté et humilié par ses camarades d'école du fait de son tempérament solitaire et rêveur, Bruce fut également victime d'une attaque cérébrale à l'adolescence. Cet accident vasculaire cérébral ainsi que l'expérience de mort imminente qu'il a vécue à la suite d'un accident de moto, six mois plus tard, lui ont fait percevoir une autre vision du monde : *« Que tout est porté par l'Amour. »*

En effet, Bruce me confie que cet Amour infini et inconditionnel qu'il a perçu durant son AVC lui a permis de donner un véritable sens à sa vie. Les expériences passées de Bruce, notamment les violences physiques qu'il a pu subir durant l'enfance lui ont laissé de profondes séquelles physiques. Notamment en ce qui concerne la procréation… Mais cet homme à la conscience éveillée a choisi de faire une force de chaque situation et de ne jamais blâmer personne. Outre sa nature empathique et généreuse, ce sont donc ces expériences douloureuses qui l'ont amené sur cette voie… La voix de la transmission, du pardon et de l'amour inconditionnel : le passé appartenant au passé, et l'Amour étant définitivement la meilleure réponse à la haine.

« Le pouvoir de l'intention » est en effet un des sujets principaux du passionnant stage qu'il encadre.

Praticien dans de nombreuses techniques de développement personnel, Bruce est également le créateur et formateur de « La Mécanique du Cœur ».

Et c'est quoi, Bruce, La Mécanique du Cœur ?

« La Mécanique du Cœur, c'est se rendre disponible à la magie, à "l'Âme qui agit en nous". De la philosophie du Kybalion en passant par la médecine chinoise jusqu'à nos expériences de vie en tant que chercheurs, alchimistes, nous laissons notre expertise, entremêlée en harmonie avec l'intuition, nous guider.

Nous ne sommes pas thérapeutes, psychothérapeutes, psychologues ou bien psychiatres, mais des aidants, des guides, des conseillers.

Ce qui fait la clé de l'enseignement que j'apporte, c'est la prise de conscience que l'"hypnose", c'est nos perceptions, et l'"âme"… ce que nous sommes vraiment. Le but étant de vivre la vie comme elle est vraiment, et non comme la personnalité peut la percevoir.

À travers des rencontres particulières, des ateliers, des formations, des conférences au Québec et dans le monde entier ou encore par notre chaîne YouTube, nous partageons et permettons l'accès à des connaissances et expérimentations qui laissent la Mécanique du Cœur s'exprimer librement. »

En plus d'accompagner les gens à l'aide de toutes ces méthodes, ainsi maintenant que l'hypnose ou l'EFT[16], Bruce a également recours à des pratiques chamaniques.

D'ailleurs, au début du stage auquel j'ai eu la chance d'assister, j'ai retrouvé pas mal de similitudes avec mon expérience vécue au festi-

---

[16] Le nom de la technique de libération émotionnelle vient de l'anglais Emotional Freedom Technique. Elle consiste à tapoter du bout des doigts les points d'entrée des méridiens d'acupuncture en répétant une phrase positive en rapport avec le problème traité.

val du Chamanisme un mois auparavant. Un des intérêts du stage étant la reconnexion à soi et aux autres par le biais d'exercices visant à être plus « présent ».

En commençant par abaisser la fréquence des ondes cérébrales à l'aide de techniques d'Hypnose ou de sons Chamaniques, Bruce nous invite pour commencer à regarder notre voisin dans les yeux pendant un long moment. Pour ma part, les premières minutes m'ont semblé interminables et très déstabilisantes, mais finalement très salutaires.

REGARDER, au-delà des apparences.

Prendre son voisin ou sa voisine dans ses bras peut également être une sensation **forte** au départ. Dans mon cas, c'était loin d'être simple au début, puis une fois l'effet de surprise passé, il faut reconnaître que la sensation est devenue plutôt agréable, chaleureuse et très émouvante.

Lâcher prise, simplement. S'autoriser un peu d'humanité dans cette parenthèse de tendresse.

« *Tout est Esprit et l'Univers est mental* » est une des principales phrases à retenir de ce stage que je vous invite d'ailleurs à expérimenter si vous vous donnez une chance d'approfondir cette perspective.

En effet, rythmée par des chants chamaniques et des méditations, une bonne partie du stage est axée sur le pouvoir de l'intention. Partant du principe que toute intention envoyée dans l'Univers recevra une réponse : le « Karma ». En effet, le fait de concentrer son Attention sur une Intention, plus particulièrement en EMC, enverrait un signal très fort dans l'Univers. Ce dernier nous renverrait en retour l'équivalent d'un point de vue « vibratoire ». Voilà pourquoi il est préférable de rester confiant et optimiste en toutes circonstances !

LA LOI D'ATTRACTION POUR DEVENIR L'ARCHITECTE DE SON DESTIN !

C'est également lors de mon voyage en Inde que j'ai découvert le livre *Le Secret* de Rhonda Byrne, me familiarisant avec cette fameuse loi qui rejoint ce que je viens d'évoquer : le pouvoir de l'intention.

Sreeraj Rajendra, le médecin indien qui m'a formée aux massages ayurvédiques, m'en parlait assez régulièrement. Il a d'ailleurs insisté pour que je commande ce livre après mon retour en France. J'ai alors commencé à m'imprégner consciemment de cette fameuse loi.

La loi d'attraction pourrait être définie comme une méthode de développement personnel qui tend à matérialiser ses souhaits et ne plus dépendre des événements. C'est finalement une manière simple de résumer et faire comprendre des notions scientifiques complexes, telles que la physique quantique, celle-ci étant directement liée à la nature énergétique du corps humain et de l'Univers.

Le pouvoir de l'intention est démontré dans l'univers mathématique et physique par les aimants qui s'attirent ou se repoussent en fonction de leur polarité. Cette même loi s'applique donc sur un autre plan, au niveau de l'esprit, sur un plan éthérique ; la seule différence que l'on constate, c'est qu'à l'inverse des aimants, nous attirons ce qui nous ressemble, et pas nos contraires. La loi d'attraction est la réponse des forces de l'univers à nos intentions si celles-ci sont répétées et ressenties de façon régulière ou quotidienne. Nous attirons ce que nous pensons et ressentons. Nous sommes la somme de nos pensées empreintes d'émotions et qui forment notre état d'esprit.

Voici un exemple pour que vous puissiez peut-être plus facilement vous représenter cette loi universelle :

Vous êtes amoureux et, par conséquent, l'émotion qui en ressort est la joie. Résultat : vous allez attirer à vous des personnes joyeuses, tout ce que vous ferez dans la journée vous semblera agréable. À l'inverse, si vous êtes préoccupé par une situation difficile, l'émotion qui en ressort est la peur ! Et par-là même, vous attirerez à vous plus de problèmes. De plus, tout ce que vous ferez dans la journée vous semblera difficile, voire vous n'aurez rien envie de faire.

Cette loi nous permettrait donc également de concrétiser nos rêves par le biais de visualisations, et en nous concentrant très fort sur quelque chose, nous aurions le pouvoir de le « matérialiser ». La visualisation est une pratique formidable dans l'expérimentation de cette loi Universelle. Elle permet de se recentrer sur soi, sur son propre monde intérieur, et de « conditionner » ainsi son esprit. Elle est simple et à portée de tous. Mais il ne suffit pas de visualiser, il est surtout important de ressentir !

Nous avons des milliers de pensées chaque jour, le but n'étant pas de les bloquer à tout prix, mais d'apaiser le mental pour avoir une vision plus claire de ce que nous souhaitons vraiment, puis le ressentir comme si c'était déjà là, et ainsi attirer à nous des situations et des personnes en résonance avec notre vibration.

En effet, après avoir lu *Le Secret*, j'ai évidemment moi-même tenté d'expérimenter cette fameuse loi.

Ma première intention fut étonnamment de m'entendre chanter à la radio ! Il faut savoir qu'à l'époque, je ne chantais pas, n'écrivais pas de chansons et démarrais depuis seulement quelques mois des cours de guitare avec l'aide d'un ami, lui aussi débutant ! Une telle projection défiait donc toute logique. Toujours est-il que j'apprenais vite et je m'entraînais beaucoup, si bien qu'au bout de quelques mois, j'étais en capacité de composer des mélodies, sur lesquelles j'ai décidé de rajouter des textes. Étant très inspirée, j'ai alors écrit et composé sur cette même année une dizaine de chansons.

Quelques mois plus tard, en jouant un de mes morceaux à un confrère hypnothérapeute, celui-ci me confia qu'il avait un studio d'enregistrement et me proposa de venir enregistrer mon album. Je me dis que c'était une belle opportunité et j'acceptai. Entre-temps, mon collaborateur décida de faire écouter mes chansons à un de ses amis : Omar Contreras, un musicien et compositeur chilien très connu dans son pays. Ce dernier me proposa alors de m'accompagner dans ce projet. Quelle chance ! En plus, son style collait tout à fait avec mes chansons. Il les sublimait ! De fil en aiguille, nous avons donc enregistré un album intitulé *Mon Paradis*, qui fut diffusé sur les radios locales, notamment sur France Bleu La Rochelle.

Quelques mois après avoir « médité » sur cette intention, je passais donc à la radio !

Mon travail et mon implication y sont pour quelque chose, me direz-vous, et j'en conviens. Toutefois, la rapidité avec laquelle les événements se sont déroulés me semble un peu irrationnelle, et sincèrement, je ne pense pas que toutes ces rencontres soient simplement le fruit du hasard, tout comme celles qui ont orienté ce livre au fil de mon écriture.

Ceci est donc le premier pas « concret » de mon expérience dans l'expérimentation consciente du pouvoir de l'intention. Le premier d'une longue série.

En effet, nous expérimentons tous consciemment ou inconsciemment cette fameuse loi d'attraction, puisque c'est en effet, par définition, une « Loi ». Alors, autant en prendre connaissance le plus rapidement possible, non ?

Aussi, il peut bien sûr y avoir certains blocages psychologiques ou ancrés dans notre « mémoire cellulaire ». Certaines personnes peuvent traîner des bagages lourds à porter dans leur inconscient et cela peut leur nuire, car nous émettons, vous l'aurez compris, des vibrations de ce qui est stocké dans l'inconscient également. Dans ce cas, il est de notre ressort de faire un travail sur nous-mêmes par le biais par exemple de l'hypnose, de l'EMDR, de la Kinésiologie ou toute autre technique visant à « reconditionner » notre subconscient et de nous libérer de certaines croyances limitantes pour « vibrer » plus en « accord » avec ce que nous souhaitons réellement.

Par ailleurs, une chose importante à savoir étant que le « champ énergétique » qui nous entoure, ou « l'Univers », ou l'Inconscient (chacun le nommera à sa guise), n'entend pas la négation : en effet, comme je le précisais auparavant, toute intention émise en EMC est envoyée en tant qu'information autour de nous, et si nous nous concentrons sur ce que nous ne voulons pas, nous mettons toutes les chances de notre côté pour qu'elles se produisent !

Voici un exemple concret :

Si vous utilisez des paroles telles que « Je ne veux plus être malade », l'inconscient entendra « être malade » et restera dans cette énergie, puisque nous attirons à nous ce que nous ressentons dans le présent.

Si j'exprime la maladie : je visualise et ressens la maladie ! Je reste donc dans ce schéma inconscient. Résultat des courses : je reste en mauvaise santé.

Nos paroles ont donc un impact sur notre environnement immédiat. En sachant que les mots génèrent des vibrations qui sont en résonance avec des vibrations de la même fréquence, nous pouvons agir sur un certain nombre de sujets. Ce phénomène de résonance est identique pour nos pensées, qui sont en mesure de véhiculer une forte énergie.

Le docteur Olivier Chambon accepte de m'apporter son point de vue sur cette fameuse loi d'attraction et du pouvoir de l'esprit.

« La loi d'attraction est un bon instrument pour se donner du pouvoir personnel sur ce qui nous arrive et prendre conscience que nous ne sommes pas forcément victimes du destin ou du mauvais sort.

Lorsque nous pensons à quelqu'un ou à quelque chose, nous déclenchons une structure énergétique avec nos pensées, nos intentions et nos émotions. Ce phénomène entraîne une résonance de toutes les structures énergétiques de l'univers qui sont branchées sur le même canal, la même gamme d'émotions et d'intentions. Elles se manifestent donc en même temps, car le monde extérieur répond au monde intérieur ! C'est d'ailleurs une illusion de parler de monde extérieur et de monde intérieur, car il n'y a qu'un seul monde. Lorsque la conscience se localise dans le corps, on parle de monde intérieur, mais dans certains États Modifiés de Conscience, il est même fréquent de faire "voyager" notre conscience et d'en arriver à ne plus savoir si nous sommes l'un ou l'autre. C'est très impressionnant.

Lorsque nous commençons à expérimenter la conscience, les phénomènes "extra ordinaires" ne deviennent pas si extraordinaires que cela et les phénomènes inexpliqués ne sont pas si inexpliqués que cela ! »

SYLVAIN DU BOULLAY
ET LA MÉTHODE ENELPH

En outre, je pense qu'il est important d'insister sur le fait de prendre du recul avec cette fameuse loi d'attraction, car si je pouvais résumer les propos de M. Sylvain du Boullay, traducteur du célèbre livre *Un Cours En Miracle*, lors de ses nombreuses interviews :

« Cette loi fonctionne, mais je pense qu'il est important de rester "conscient" avec son expérimentation. En effet, lorsque nous nous rendons compte que nos souhaits sont finalement souvent bien futiles, nous nous rendons également compte que nous avons perdu du temps à nous concentrer sur des choses matérielles ou superficielles plutôt qu'à notre chemin spirituel. Nous portons bien trop souvent trop d'importance à notre "moi = ego", que l'on pourrait aussi appeler "le petit personnage", qui semble être constamment menacé et nous met dans des positions très inconfortables et douloureuses d'attachement, de culpabilité, de doutes, etc., alors que nous sommes en réalité des êtres illimités baignant dans un amour inconditionnel. Cette loi d'attraction fonctionne en permanence, mais je pense qu'il est préférable de s'en remettre au divin et d'observer attentivement les "miracles" qui guident notre chemin plutôt que de forcer les choses et continuer à nourrir "le petit personnage". »

J'ouvre une petite parenthèse pour vous faire part de la réponse de Sylvain à ma question :

« Bonjour, Sylvain. Après avoir écouté attentivement vos témoignages sur le pouvoir de l'esprit, je me permets de vous envoyer ce que je souhaiterais en retirer pour mon livre, en rapport avec la loi d'attraction *(je parle de ce que je viens de relater ci-dessus)*, sachez que je ne le publierai qu'avec votre consentement, bien sûr. »

Voici sa réponse :

« Bonjour, Amélie. Étant donné que nous sommes Un, je n'ai jamais de permission à donner à personne, faites tout selon votre cœur. Vous ne pouvez pas échouer, car l'échec est impossible. »

« *L'échec est impossible* » est une phrase qui me donne à cet instant précis une force incroyable. En écoutant une interview de Sylvain, je découvre que ce dernier pratique des soins à distance, qu'il appelle « la Méthode Enelph ». J'ai alors envie d'expérimenter ce soin à distance… *Mais en quoi consiste cette méthode exactement, Sylvain ?*

« La Méthode Enelph est une nouvelle technique de guérison qui a commencé à être pratiquée au printemps de 1997. Elle fait partie d'un vaste ensemble d'aide à l'éveil de conscience sur la planète par des êtres en provenance d'autres dimensions. Nombreux sont ceux qui appellent ces êtres des guides.

L'équipe de guides qui s'est annoncée pour nous apporter cette méthode s'est présentée à moi sous le nom Enelph par l'intermédiaire de Phoebe Lauren qui a servi de canal.

Il est important de noter que l'équipe Enelph s'est présentée comme une équipe "d'artisans interplanétaires de la paix". Le but ultime de ces soins énergétiques est de contribuer à l'établissement de la paix et de l'harmonie intérieures chez les individus, pour que cela se manifeste ensuite à l'extérieur.

Le rééquilibrage est holistique, c'est-à-dire qu'il s'opère simultanément aux niveaux physique, émotionnel, mental et spirituel (la pensée). Ces quatre niveaux sont en interconnexion, et l'impact est toujours "global", c'est-à-dire qu'il affecte tous les plans de l'être, même dans les cas où le patient ne verrait que la disparition d'un ou plusieurs symptômes particuliers.

En fait, c'est une méthode très "physique". Elle accueille totalement l'être humain dans son incarnation actuelle, avec ses mémoires, son chemin d'évolution et le corps qu'il s'est choisi pour son expérience terrestre d'aujourd'hui.

Au cours de ces dernières années, la méthode s'est affinée et a beaucoup gagné en précision de guérison. Cela montre à quel point nous participons tous à un gigantesque "travail" d'éveil de conscience, où nous jouons des rôles nécessaires et "planifiés" avec soin par le Plan Général de l'Esprit à l'œuvre dans le monde. Ce point est important pour l'évolution et l'efficacité de la Méthode Enelph. L'accroissement du nombre de praticiens qui pratiquent la Méthode a un effet multiplicateur sur la portée de ce travail. L'interconnexion entre les vibrations individuelles devient de plus en plus forte. Le travail en groupe, ou à plusieurs en conscience, devient de plus en plus efficace. »

Je décide donc d'expérimenter cette méthode par l'intermédiaire de Sylvain ; le soin dure environ quarante-cinq minutes, il peut se faire dans le silence ou accompagné des paroles bienveillantes de ce praticien et « canal » en qui j'ai pleinement confiance. Durant toute la durée du soin, ma chatte Édith viendra s'installer sur mon ventre, celui-ci étant alors particulièrement bruyant ! Je précise que, habituellement, à l'image du chat du docteur Chambon, Édith est assez sauvage et ne s'installait pas sur moi lorsque j'étais en position assise encore à cette époque, seulement en position allongée.

Je me suis sentie très apaisée durant toute la durée du soin et les heures qui suivirent. Sylvain m'explique que le soin continuera de travailler après que nous aurons raccroché, nous resterons « connectés ». Ce dernier me conseille de ne pas suivre mes pensées suite au soin et de rester tranquille pour que l'énergie puisse continuer de circuler dans les meilleures conditions.

LA GRATITUDE
ET LE POUVOIR DE L'INTENTION

Si, en effet, nous attirons ou créons ce que nous ressentons, comme nous l'expliquent Olivier Chambon et Sylvain du Boullay, nous avons donc tout intérêt à rester confiants et positifs ! Relevons quand même que dans les sondages, les Français sont chaque année au top du pessimisme ! Et même avec une nature optimiste, il est parfois difficile de ne pas se faire « happer » par la négativité ambiante !

Aussi, une des manières de changer d'état d'esprit lorsque nous avons tendance à nous plaindre et à trop nous poser en victime serait : la Gratitude… L'occasion de reprendre un passage de mon guide d'initiation à la Sophrologie :

« La Gratitude n'est pas un Trouble Obsessionnel Compulsif Canin, mais plutôt un sentiment de reconnaissance envers quelqu'un ou quelque chose !

Elle repose sur la capacité à être vulnérable, c'est-à-dire de se faire aider et d'être reconnaissant pour ce soutien.

Soyons reconnaissants pour ce que nous avons et qui nous rend déjà heureux dans notre vie. Concentrons-nous sur ce que nous avons la chance d'avoir plutôt que sur ce que nous n'avons pas ! Nous dépensons parfois bien trop d'énergie dans ce qui ne nous convient pas… sachant maintenant que plus nous nous plaignons, plus nous multiplions les raisons de nous plaindre !

Il est vrai que nous pouvons toujours nous comparer aux personnes qui nous entourent et nous dire que nous serions plus heureux si nous avions une plus grande maison, un compagnon parfait, un corps qui correspond aux "standards" de la mode, mais nous pouvons passer notre vie à courir après un idéal.

Aussi, prenons conscience que nous supposons souvent à tort que les autres sont plus heureux que nous, et recentrons-nous sur nos propres valeurs. Tout le monde n'a pas les mêmes besoins, les mêmes valeurs, ni les mêmes envies !

Célébrons ce qui nous rend DÉJÀ heureux. »

La Gratitude, l'Amour, la haine, la colère, etc. envoient une intention dans la matière.

La conscience aurait donc réellement un effet direct sur la structure moléculaire de la matière qui nous entoure, comme nous l'expliquait également le docteur Chambon, et comme nous le démontrent à présent le docteur Emoto et ses travaux sur « le pouvoir de l'intention ».

Le docteur Emoto est un auteur japonais qui aurait mis en lumière, par des photos prises au microscope, que l'intention que nous portons sur quelque chose pouvait modifier considérablement la matière, même si la science n'a jamais confirmé sa théorie.

Masaru Emoto, né au Japon en 1943, est décédé le 17 octobre 2014. Son nom restera toujours associé aux magnifiques photographies de cristaux qui ont fait le tour du monde.

Il aurait donc été le premier à avoir mis en évidence l'incidence d'éléments extérieurs sur la structure cristalline de l'eau après congélation.

En fonction de la qualité des échantillons, il avait remarqué que la structure des cristaux était très différente. En poursuivant ses recherches, il a fait une découverte extraordinaire : les cristaux étaient de deux types différents, en fonction de l'exposition de l'eau soit à des vibrations positives, soit à des vibrations négatives.

Ainsi, une eau exposée au mot « beau » ou à une intention d'Amour développait des cristaux dont certains étaient parfaitement équilibrés et d'une beauté à couper le souffle, tandis qu'une eau en présence du mot « laid » montrait des structures chaotiques et perturbées.

La musique, comme par exemple *La Symphonie n°7* de Beethoven, formerait des cristaux particulièrement harmonieux.

Aussi, la preuve d'une telle propriété aurait un impact sur notre relation à l'eau, son traitement et son utilisation. L'eau est l'un des corps chimiques les plus essentiels de notre planète, elle est omniprésente et indispensable à la vie.

Notre organisme étant constitué d'environ 70 % d'eau, et la planète, recouverte à 80 % d'eau, les conséquences de la réalité d'une telle propriété sont aussi diverses qu'importantes ; par exemple, les pensées d'autrui pourraient affecter notre corps, d'effets bénéfiques ou bien néfastes. Le rôle que nous pourrions jouer sur l'environnement serait donc également considérable.

D'ailleurs, la réfutation de ces théories abolirait un grand nombre de prétentions curatives de l'eau, présentes dans les thérapies alternatives, culte et religion.

La Sophrologie et cette fameuse loi d'attraction nous apprennent également qu'une intention portée sur quelque chose en État Élargi de Conscience augmenterait considérablement l'intensité du phénomène. Alors, expérimentons cela en état méditatif : envoyons de l'amour à nos cellules et à tout ce qui nous entoure !

En effet, lors du stage passionnant de Bruce Bigot, nous avons également mis en pratique cette suggestion. Tout d'abord avec la personne face à nous, puis avec un verre d'eau.

Voici donc comment nous avons procédé :

Chaque participant tenant un verre d'eau du robinet entre ses mains, nous devions, après une méditation de quelques minutes au rythme des tambours, penser très fort, ou plutôt « ressentir » très fort quelque chose de positif pour nous : un moment simple de bien-être.

Pour ma part, je me suis remémoré des souvenirs de plongée lors d'un voyage en Thaïlande. J'imaginais les poissons multicolores et surtout un énorme banc de poissons argentés me suivant sans cesse jusqu'à ce que je regagne le bateau. Tels d'hypnotiques et mouvants nuages d'hirondelles, la symétrie de leurs emplacements et déplacements respectifs était parfaite. En regardant derrière moi, j'admirais cette traîne interminable scintillant aux doux rayons du soleil. Éblouissant.

Aussi, il est important de savoir que l'inconscient ne fait pas vraiment de différence entre la réalité et l'imaginaire en EMC, et dans un état méditatif, le corps peut fabriquer presque autant de dopamines[17] et d'endorphines[18] lors de l'évocation d'un souvenir agréable que lorsque nous vivons réellement un moment agréable.

La troisième étape était d'envoyer cette intention et ce souvenir positif à notre verre d'eau pour modifier la composition moléculaire de ce dernier et, par là même, offrir une eau plus saine et donc plus bénéfique à nos cellules.

Enfin, après nous être concentrés durant de longues minutes sur notre verre et l'énergie positive que nous souhaitions lui transférer, nous avons pu déguster cette eau. Je l'ai pour ma part trouvée particulièrement douce de texture et de goût. L'eau du robinet étant, dans la région, particulièrement calcaire et au goût assez prononcé, de mon point de vue, elle était devenue plus « neutre ».

Ce qui me fait alors penser à un autre moyen d'agir sur la matière et les molécules qui nous composent : le **REIKI**.

---

[17] La dopamine est un neurotransmetteur, c'est-à-dire une molécule qui transmet des informations entre les neurones.

[18] Une endorphine est un peptide agissant comme un neurotransmetteur, produit par le corps, agissant sur les récepteurs opiacés, sans toutefois être chimiquement apparenté aux composés de l'opium.

REIKI ET GUÉRISON

Étant également intéressée par les soins énergétiques, j'avais décidé quelques années auparavant de me former au REIKI en parallèle de ma formation en Sophrologie.

Le Reiki est une méthode énergétique d'origine japonaise : une technique d'imposition des mains qui vise à remettre en contact l'énergie universelle et la force vitale afin de susciter un réveil dynamique qui permettra la guérison. Les indications concernent autant les organes que le psychisme, à commencer par la fatigue.

C'est en me confiant à ma formatrice en Sophrologie, Sylvie, sur les effets secondaires que je pouvais constater lorsque je pratiquais ponctuellement le magnétisme que je compris qu'il serait peut-être bon que je « canalise » cette énergie.

En effet, le peu de fois où j'ai expérimenté des soins énergétiques sur mes proches, force est de constater que c'était vraiment efficace : maux de tête, brûlures, douleurs chroniques et quantité d'autres maux disparaissaient ou se calmaient considérablement. Le seul problème (mais pas des moindres) étant l'état dans lequel je me trouvais après la séance. Par exemple, après avoir soulagé une brûlure, je me suis retrouvée avec la même marque sur le bras ; un simple orgelet se retrouvait exactement à la même place le lendemain que la personne qui s'en trouvait, elle, libérée. Aussi, je souffrais après chaque soin de fatigue intense. Il m'est même arrivé de tomber dans les pommes.

L'intérêt n'étant pas de déshabiller Paul pour habiller Jacques ! J'ai alors décidé d'arrêter. J'entrepris alors un peu plus tard une formation en Reiki.

Le principe du Reiki est d'agir comme si nous étions un canal d'énergie et nous apporte des outils de protection comme les différents symboles que nous apprenons lors du deuxième degré.

Ce dernier comprend quatre degrés :

Le premier niveau consiste à ouvrir le canal pour laisser entrer l'énergie universelle et permet d'apprendre les bases du Reiki : tout ce qu'il est indispensable de connaître pour commencer à pratiquer le Reiki sur soi-même et sur les autres.

Le deuxième niveau du Reiki est important, car il permet de recevoir les symboles et mantras très puissants qui renforcent le flux énergétique dans le canal.

Ces symboles aident à résorber les blocages, à réharmoniser la personne, à faire un traitement sur les trois corps énergétiques et les envoie à distance.

Ce second niveau apporte un grand changement vibratoire. Il permet de travailler sur sa guérison intérieure et d'amplifier l'énergie lors des soins.

L'initiation du niveau deux ouvre l'accès au niveau trois.

Celui-ci s'adresse à toute personne initiée aux degrés précédents et qui désire continuer sa transformation intérieure et son évolution spirituelle. Le troisième niveau de Reiki augmente encore le niveau énergétique et développe largement notre conscience. Il permet de faire un travail sur soi approfondi, il travaille sur notre propre guérison. Il agirait donc en profondeur sur notre esprit et influencerait considérablement notre vision du monde. C'est une ouverture vers la spiritualité et vers le traitement « thérapeutique ».

Le quatrième degré est quant à lui destiné à ceux qui souhaitent s'engager encore plus loin dans la voie du Reiki. Ce stage s'adresse aux praticiens initiés au troisième degré, et surtout à ceux qui désirent et décident de dédier une partie de leur vie à l'enseignement du Reiki, en s'engageant professionnellement pour certains dans la voie de l'instruction et de la transmission.

Je me suis donc, depuis lors, formée au premier et second degré, et projette de continuer à évoluer dans l'énergétique et peut-être de passer dans le futur la Maîtrise en Reiki… mais je suis déjà pas mal occupée à expérimenter pas mal de choses pour pouvoir vous en parler dans ce livre, alors on verra un peu plus tard !

Le Reiki nous met donc, lorsque nous le pratiquons sur nous ou sur les autres, dans un État Élargi de Conscience. Les sensations que je peux ressentir au niveau des mains sont plus ou moins intenses, je décrirais cette sensation comme un picotement la plupart du temps, et même parfois comme un courant électrique très fort qui traverserait la paume de mes mains durant quelques secondes, ou quelques minutes.

Par ailleurs, depuis que je suis devenue un « canal » d'énergie, plutôt qu'un puits sans fond, je me sens beaucoup mieux après le soin… et je profite même pleinement de cette énergie qui me traverse !

LE BOUDDHISME

« L'ESPRIT, SES ILLUSIONS ET LA RÉALITÉ »

Cela fait déjà quelque temps que je m'intéresse au Bouddhisme. Outre le fait que je sois Sophrologue et que la Sophrologie soit en partie inspirée du Bouddhisme, j'assiste régulièrement à des enseignements ou des retraites de méditation dans un temple Bouddhiste en Dordogne. Le bouddhisme est avant tout une philosophie de vie destinée à éclaircir notre esprit pour ne plus nous laisser diriger par nos pensées et les émotions qui en découlent. Le but ultime étant d'atteindre l'état d'« éveil » expérimenté par le Bouddha. Il a pour but d'induire une transformation à l'intérieur de la pratique méditative et encourage le développement de la sagesse, de la conscience et de la bonté pour atteindre cet état d'illumination. Nous reviendrons un peu plus loin sur ce fameux état d'« Éveil ».

Je souhaitais vous faire part, pour commencer ce chapitre sur le bouddhisme, d'un stage auquel j'ai récemment assisté lors d'un week-end sur le thème de « L'esprit, ses illusions, et la réalité », dirigé par Khenpo Mriti.

Khenpo Mriti est né au Népal en 1974. Après une éducation primaire selon les règles monastiques, il décide de s'entraîner trois années durant aux rituels Karma Kagyu[19] et pratiquer les instructions reçues au cours de retraites de pratique Vajrayana[20]. Il poursuit ensuite des études secondaires et obtient après sept années un « Bachelor » en Arts au sein des études bouddhistes. Khenpo Mriti est aujourd'hui laïque.

---

[19] Karma-kagyu (tibétain : ཀ་བརྒྱུད་, Wylie : karma bka'-brgyud) est une branche de l'école kagyu du bouddhisme tibétain, avec à sa tête le Karmapa.

[20] Le terme sanskrit Vajrayāna (« véhicule de diamant ») désigne la troisième et dernière phase du bouddhisme, les deux précédentes étant le Hīnayāna et le Mahāyāna.

Ce dernier dégage beaucoup de bienveillance et une force tranquille qui invite au respect. J'ai d'ailleurs beaucoup aimé son introduction lors du stage, nous invitant à suivre cet enseignement comme si nous abordions une nouvelle relation amoureuse : avec beaucoup de prudence, de délicatesse et d'attention.

L'enseignement de Khenpo Mriti lors de ce stage nous amène donc à réfléchir sur la façon dont l'esprit peut se tromper sur la réalité, prenant des apparences pour réelles et extérieures à lui-même. Il propose ici une approche des trois natures : à savoir la nature « imaginaire », la nature « dépendante » et la nature « absolue ». Ces trois « natures » sont issues de l'école philosophique de « l'esprit seulement » : Chittamatra[21]. La compréhension des trois natures clarifie le sens de la vacuité et des deux vérités : relative et ultime.

La nature « purement imaginaire » ou « relative » :

C'est l'objet de la perception, vécu comme un objet extérieur à la conscience. Il n'y a pas d'objets matériels indépendants de la conscience.

La nature « dépendante » :

La nature dépendante est le fait que l'on perçoit cet objet, qui est une expérience réelle qui provient de causes et conditions qui prennent leurs sources dans la conscience.

La nature « absolue » ou « parfaitement établie » :

Le parfaitement établi est l'inexistence de l'objet de la perception, en tant qu'objet indépendant de la conscience.

En résumé : la « nature imaginaire » et la « nature dépendante » constituent donc la <u>réalité superficielle</u> ; la « nature parfaitement établie » est la <u>réalité ultime</u> d'un phénomène.

---

[21] Chittamatra (IAST : Cittamātra, sanskrit) est l'une des écoles du bouddhisme Mahāyāna. Elle est parfois nommée Vijñānavāda (chinois : 惟識 ; pinyin : wéishî), voie de la conscience.

C'est donc la conscience libérée de la dualité sujet/objet qui est la vérité ultime dans le Cittamātra. Si nous ne prenons pas conscience de ces trois natures, nous restons pris dans le rêve : le « Samsara[22] ».

Par ailleurs, Khenpo Mriti nous explique ici que le Karma[23] rejoint totalement les notions de cause à effet abordées un peu plus haut. En outre, l'approche Bouddhiste comprend une dimension non négligeable : en effet, le but de cette prise de conscience, comme d'ailleurs le but de tous les enseignements et pratiques bouddhistes, est donc, vous l'aurez compris, d'atteindre « l'Éveil ».

La notion d'Éveil désigne, d'un point de vue bouddhiste, un état de connaissance de la nature ultime de la conscience et des phénomènes comme étant dénués d'existence propre, qui est aussi un état de parfaite liberté par rapport à la notion d'un « soi » ou d'un « ego », à l'égarement, l'ignorance et les états mentaux confus et afflictifs. Selon Lama Jigmé Rinpoché, le directeur spirituel du centre dans lequel je suis ces précieux enseignements, auteur, dispensant les enseignements de Bouddha dans le monde entier, atteindre l'Éveil, c'est : « Être libre de toute confusion. »

Dans son ouvrage, *Manuel des héros ordinaires*, il développe :

« Il est très simple de parvenir à ce résultat. La difficulté est due à notre implication dans de nombreuses situations, à nos vastes connaissances et aux habitudes relatives à notre éducation et à notre contexte culturel, social et tout simplement humain.

Toutes ces connaissances et ces tendances nous distraient de l'essentiel. S'ajoutent à cela des circonstances liées à notre environnement. L'esprit est ainsi facilement submergé. Prendre conscience de ces mouvements intérieurs crée une ouverture d'esprit et une accepta-

---

[22] Le Samsara est un mot sanskrit qui signifie « ensemble de ce qui circule » ou « le cycle des renaissances » dans lequel sont pris les êtres qui n'ont pas encore atteint l'Éveil, ou la libération suprême.

[23] Karma : Dogme central du bouddhisme selon lequel la destinée d'un être vivant et conscient est déterminée par la totalité de ses actions passées au cours de cette vie de ses vies antérieures.

tion qui permettent d'être moins distrait par les problèmes et les perturbations de la vie humaine. Nous devenons alors les spectateurs de nos états émotionnels, comme si nous étions sur un pont surplombant une autoroute et regardions le flot de voitures roulant à grande vitesse en dessous. Bien en sécurité derrière le parapet, nous ne courons aucun danger et nous ne sommes pas inquiétés par la vitesse des véhicules. Il s'agit d'atteindre le même état : garder une distance par rapport aux mouvements émotionnels et conceptuels qui nous traversent pour que l'esprit reste détendu. Le but est de demeurer constamment dans cet état et pas seulement de façon occasionnelle. Les mouvements continueront à se manifester, car ils sont inhérents à notre condition humaine, mais nous y serons moins attachés ou ne les rejetterons plus, ils deviendront moins gênants et n'influenceront plus notre conduite. L'esprit sera plus apaisé avec davantage d'acceptation et moins de jugement. »

Il m'a semblé intéressant, pour clarifier au maximum la compréhension de l'éveil selon le Bouddhisme, de citer également Matthieu Ricard, un docteur en génétique cellulaire, moine bouddhiste tibétain et auteur lui aussi de nombreux ouvrages sur le Bouddhisme :

« L'Éveil est la fin de toute méprise quant à la nature de la réalité, associée à une compassion sans limites. Une connaissance qui n'est pas, comme dans la science, une accumulation de données, mais une compréhension des modes d'existence relatifs (la façon dont les choses nous apparaissent) et ultime (leur véritable nature) de notre esprit et du monde. Cette connaissance est l'antidote fondamental de l'ignorance et de la souffrance. Par ignorance, on n'entend donc pas ici un simple manque d'information, mais une vision fausse de la réalité qui nous fait croire que les choses sont permanentes et solides, et que notre "moi" (ou un Soi qui représenterait l'essence ultime de notre être) existe vraiment. À cause de cela, nous confondons bien souvent le plaisir passager ou le soulagement d'une souffrance avec le bonheur durable. C'est cette ignorance qui nous pousse également à tenter de construire notre bonheur sur la souffrance des autres. Nous nous attachons à ce qui peut satisfaire notre moi et nous éprouvons de la répulsion pour ce qui paraît lui nuire. De fil en aiguille, les événements mentaux s'enchaînent, engendrent de plus en plus de confusion dans notre esprit et aboutissent à un comportement totalement égocentrique. L'ignorance se perpétue et notre paix intérieure est détruite. »

Matthieu Ricard explique ici que la connaissance que nous transmet le bouddhisme permettrait de se libérer de l'ignorance et de la souffrance dues à des conditionnements mentaux, dans le but de clarifier notre esprit et tendre vers l'Éveil. Un tel état de connaissance, qu'il est très difficile de définir par les mots, permet de saisir la nature ultime des phénomènes sur un mode d'expérience directe et non duelle, qui est au-delà des mots et du raisonnement discursif, qui permet de comprendre la nature apparente et la nature ultime des phénomènes : l'union des apparences et de la vacuité d'existence propre.

En effet, le terme « vacuité » revient souvent durant l'enseignement, il se réfère au fait que les phénomènes sont dénués d'existence propre, autonome et intrinsèque et se manifestent par le jeu de l'interdépendance. Le point de vue ultime du bouddhisme parle de « l'union des apparences et de la vacuité ». Le bouddhisme parle aussi de l'union de la vacuité des phénomènes et de l'éveil.

La vacuité, dans le bouddhisme, n'est pas l'absence de quelque chose, mais sa nature véritable. Une phrase célèbre de l'ouvrage *La Perfection de la Connaissance Transcendante* dit : « *La forme est le vide et le vide est la forme.* » La vacuité n'est donc pas l'absence de la forme, d'un verre, par exemple, mais le fait que ce verre soit entièrement dénué d'existence propre, de réalité ultime. Aussi, par le concept de vacuité, le bouddhisme nous apprend à concevoir et surtout à expérimenter la non-dualité qui est l'essence de la vacuité. C'est une expérience de non-séparation, d'Unité.

Il n'est pas chose simple d'aborder de telles notions avec notre regard encore bien souvent très matérialiste. Toutefois, de plus en plus de recherches et d'expériences concrètes menées viennent attester ce concept. Khenpo Mriti nous confie que la science s'intéresse d'ailleurs de plus en plus au Bouddhisme, car il manque un élément essentiel à la technologie actuelle : l'Esprit ou la conscience. Le bouddhisme ne parle pas d'esprit comme une entité autonome, ou une âme quelconque, mais un flot dynamique de conscience dénué d'existence propre. Aussi, malgré « l'intelligence » humaine et artificielle, il reste des mystères à percer autour des capacités extraordinaires de certains moines bouddhistes, qui restent encore inexplicables pour la science.

RETRAITE DE MÉDITATION
AVEC LAMA NAMDAK

Quelques mois après cet enseignement, je décidai d'expérimenter une retraite de méditation d'une durée d'une semaine au sein du même temple bouddhiste. Ce fut une également une expérience très enrichissante qui me permit par ailleurs de faire une rencontre inespérée, comme vous allez bientôt le découvrir.

Pour l'heure, je m'apprête à vivre cette semaine riche en enseignements sur moi-même, Lama Namdak nous accompagnant avec beaucoup de bienveillance dans cette aventure humaine.

Lama Namdak découvre le centre de Dhagpo Kagyu Ling en Dordogne dans les années 80, il rencontre alors un grand maître de méditation, Lama Guendune Rinpoché, qui le forme à la méditation au cours de deux retraites traditionnelles de trois ans à Dhagpo Kundreul Ling en Auvergne. Ce dernier enseigne et œuvre aujourd'hui dans les différents centres bouddhistes reliés à Dhagpo Kagyu Ling.

Pour introduire cette expérience, Lama Namdak nous invite à une réflexion qui, pour ma part, résonne comme un écho lorsque je me laisse aller un peu trop à la paresse et que je repousse ma pratique méditative, ou lorsque je laisse trop de place aux plaisirs « superficiels » mis en avant par notre société actuelle.

Celui-ci commence donc sur cette phrase inspirante :

« Seul l'Esprit restera ! »

Il poursuit :

« En effet, nous le savons tous au plus profond de nous, même s'il nous est bien souvent difficile de l'admettre : tout est impermanent ! Les objets matériels auxquels nous sommes tant attachés, notre maison, notre voiture, nos richesses, nos souvenirs, etc. Tout, jusqu'à nos biens les plus précieux, restera derrière nous à l'heure de notre mort. Il en est de même pour notre réalisation "mondaine" ou notre notoriété, que nous soyons président de la République ou sans domicile fixe, cela ne changera absolument rien. Tout ça sera totalement inutile à l'heure de notre mort. Seul notre esprit restera ! Tout le reste est illusoire ! »

Effectivement, vu sous cet angle, il semble primordial d'accorder une grande place à notre développement spirituel ! Je rajouterais également les actes bénéfiques envers autrui, même si ces derniers s'incluent de toute évidence dans notre développement spirituel. Et même si j'étais déjà intimement convaincue de tout cela, les mots de ce Lama atypique font retomber toutes mes petites appréhensions futiles au vu de cette semaine de retraite.

Lama Namdak nous explique :

« La méditation est avant tout un entraînement à la non-distraction de l'esprit menant à la clarté où l'esprit est ainsi conscient, présent à lui-même. La méditation résulte de l'union de la détente et de la vigilance. À une posture correcte du corps, elle associe une attitude d'esprit appropriée et l'utilisation d'un support ; fondée sur le lâcher-prise, elle mène à la réalisation de la nature de l'esprit. Cette clarté permet en effet de comprendre en profondeur le sens des enseignements du Bouddha que nous pouvons alors intégrer ou mettre en œuvre de manière plus juste. La méditation nécessite une compréhension des fonctionnements de l'être humain. »

Cette retraite de méditation nous introduira à la pratique méditative, Lama Namdak en exposera donc ici les notions clés, donnera des instructions de pratique et dirigera les séances de méditation. Il animera également des sessions de questions/réponses permettant d'élucider les interrogations qui s'élèvent en chacun durant la pratique.

Pas si facile ! Même si mon expérience de Sophrologue m'a déjà habituée à la concentration, il se trouve que je méditais jusqu'à présent généralement les yeux fermés, tandis que la méditation purement bouddhiste nous invite à garder constamment les yeux ouverts. Le regard dirigé vers le bas sans rien fixer, nous nous concentrerons ici uniquement sur le souffle. C'est d'ailleurs surtout à la fin des méditations que les souffles se font plus bruyants dans la salle ! Certains débutants ayant en effet du mal à intégrer le fait que la concentration résulte d'un entraînement assez long et souhaitant des résultats visibles et immédiats.

La méditation nous invite donc principalement à travailler la patience, mais il semble qu'il y ait bien souvent une méprise sur le fonctionnement de l'esprit durant la méditation, le but n'étant pas de ne plus avoir de pensées du tout (car c'est tout simplement impossible), mais plutôt de ne pas les suivre. Et cela en revenant toujours sur le souffle. Ce qui n'est pas évident non plus, j'en conviens.

Patience et persévérance resteront les mots clefs de cette semaine, même si, durant les pauses, force est de constater que ce travail d'introspection crée parfois des perturbations émotionnelles assez spectaculaires, telles que de la colère, de l'impatience ou de l'ennui, chez certains participants. Des états émotionnels que j'ai pu également ressentir durant la semaine, mais peut-être de façon moindre, grâce à mon entraînement passé.

À partir du troisième jour, il a commencé à se produire un phénomène que j'avais déjà vécu durant des séances de Sophrologie : lorsque je restais concentrée assez longtemps sur le souffle, des images commençaient à apparaître par « flashs » sur mon écran mental. Au début, ce furent des images de l'enfance, principalement des lieux correspondant à des moments de bonheur et d'insouciance de l'enfance, comme par exemple une cafétéria dans laquelle j'aimais aller manger de succulentes mousses au chocolat avec mes parents lorsque j'avais aux alentours de sept ou huit ans, et à laquelle je n'avais jamais repensé depuis ! Ou bien un tableau représentant un vol de montgolfières multicolores que j'aimais regarder dans la salle à manger de mes parents, et que j'avais complètement occulté également. Des prises de conscience, somme toute assez déroutantes, auxquelles viennent s'associer d'autres images, comme, par exemple, quand mon père me faisait sauter sur ses épaules en faisant cinquante fois le tour de la table et en chantant « dans la troupe, y a pas de jambes de bois » (d'ailleurs, étant totalement « addict » de ce rituel, ça commençait à devenir compliqué quand, prenant de l'âge et des centimètres, ma tête commençait à cogner sur la mezzanine. Il était toutefois hors de question de pratiquer ailleurs. C'eut été un sacrilège !).

Bref, il est alors en effet tentant de s'accrocher à ces images qui ressurgissent d'on ne sait où et de laisser le mental reprendre les rênes, mais il est important de toujours rester conscient que la méthodologie de la méthode méditative invite à laisser passer les pensées sans les retenir, quelles qu'elles soient.

La semaine se déroule donc dans une atmosphère paisible et un peu mystérieuse. Lama Namdak nous livre son expérience lors de sa retraite de trois ans, nous enseigne les principaux aspects du Bouddhisme et nous parle des intérêts de la méditation dans notre vie, et dans notre mort !

En effet, ce dernier nous raconte l'histoire surprenante d'un Lama qui termina ses jours à Dhagpo Kagyu Ling, mais de manière peu « banale », pourrait-on dire.

LAMA POURTSELA ET LA TUKDAM

Lorsque, à la demande du XVIᵉ Gyalwa Karmapa, lama Guendune Rinpoché est arrivé en France, il était notamment accompagné d'un moine pour l'aider au quotidien. Il s'appelait Pourtsé. Ce moine partageait son temps entre le soutien à lama Guendune Rinpoché, la méditation et son activité dans Dhagpo. Au fil des années, il a accumulé des centaines de millions de « manis » (mantras de Tchenrézi) et est naturellement devenu lama Pourtsé, un « mani lama ». Durant ses 40 ans de vie à Dhagpo Kagyu Ling, il a été un exemple pour tous ceux qui l'ont côtoyé. Sa dévotion, son enthousiasme à la méditation et surtout sa simplicité ont inspiré les milliers de personnes qui ont croisé sa route. Sa présence, sa manière d'être en relation directe et sans détour et sa bienveillance ont été une leçon de vie pour tous.

Au moment de sa mort, le 10 juillet 2016, Lama Pourtsela est resté en Tukdam[24] pendant huit jours. En effet, le corps de ce dernier est resté chaud et intact durant huit jours. Ce fait étant tout à fait extraordinaire, sachant que, pour le commun des mortels, le corps commence à entrer en décomposition au bout d'une journée seulement.

En approfondissant mes recherches, je découvre que ce n'est pas un cas isolé dans le Bouddhisme. En effet, un moine momifié depuis environ 200 ans aurait été découvert assis, en position du lotus, en Mongolie. Des religieux estiment qu'il est en état de « Tukdam », une profonde transe méditative, extrêmement rare.

La momie est au centre d'expertise médico-légale d'Oulan-Bator, elle est censée être âgée d'environ 200 ans et a été très bien conservée grâce à des peaux de bêtes et au froid de Mongolie. Au cours des 50 dernières années, en Inde, on dit qu'il y a eu 40 cas de moines tibétains ayant expérimenté ces phénomènes « extraordinaires ».

---

[24] Tukdam : absorption méditative post mortem.

Le docteur Barry Kerzin, moine bouddhiste et médecin proche du Dalaï-Lama, a déclaré :

« J'ai eu le privilège de prendre soin de certains méditants qui étaient dans un état de Tukdam. Si la personne est capable de rester dans cet état pendant plus de trois semaines, ce qui arrive rarement, son corps rétrécit progressivement, et à la fin, il ne reste que ses cheveux, ses ongles et ses vêtements. En général, les gens qui l'entourent peuvent alors voir un arc-en-ciel briller pendant plusieurs jours dans le ciel. Cela signifie qu'il a trouvé un "corps arc-en-ciel". C'est l'état le plus proche de Bouddha. »

Il a ajouté :

« Si celui qui médite peut rester dans cet état méditatif, il peut devenir un Bouddha, atteignant un tel niveau spirituel qu'il pourra également aider les autres, et tous les gens qui l'entourent ressentiront alors un profond sentiment de joie. »

Tout cela donne encore matière à se poser quelques questions !

Mais que s'est-il donc passé « concrètement » pour Lama Pourtsela et pour tous ces moines Bouddhistes qui auraient expérimenté cette mystérieuse Tukdam au moment de leur mort ? J'interroge alors en aparté Lama Namdak pour qu'il me livre son point de vue sur ce phénomène :

« C'est toujours un peu délicat, car on ne sait pas vraiment, mais on peut supposer que quelqu'un qui est mort et dont le corps ne se décompose pas signifie qu'il y a toutefois une autre dynamique ; ce n'est évidemment pas l'énergie du souffle, du sang ou autre, mais une énergie subtile qui soutient le corps physique. Ce corps subtil, nous ne pouvons pas vraiment le détecter, mais néanmoins, force est de constater que, quand il est encore là, le corps ne se décompose pas. On peut dire qu'il y a encore une présence, de ce fait le corps reste chaud, il y a toujours cette chaleur au niveau du cœur qui montre que l'esprit est encore là.

Seul un être très élevé spirituellement peut savoir ce qu'il se passe vraiment, mais au moment de la mort, il y a comme une sorte d'endormissement de tous les sens, un peu comme le soir lorsque l'on s'endort : nous perdons successivement le sens de la vue, puis celui de l'ouïe, du toucher, etc., et donc, au niveau de l'esprit, on constate que les consciences sensorielles s'endorment progressivement (les consciences sensorielles sont celles qui nous permettent de détecter mentalement les choses). Le nez, les oreilles et les yeux fonctionnent toujours, mais ils ne sont plus porteurs d'un message décrypté par la conscience mentale. Par la suite, durant la phase de sommeil profond, nous perdons même la capacité de penser à quoi que ce soit ; vient alors la "conscience de soi", qui fait que fondamentalement, nous nous identifions à un Soi, qui va s'endormir progressivement à son tour. Nous allons donc perdre également jusqu'à cette conscience qui nous permet d'exister par nous-mêmes. Nous sombrons alors dans ce qu'on appelle "un courant profond de conscience", ce dernier qui est lié au corps, mais qui n'est pas actif durant le sommeil profond, dans lequel la conscience n'existe plus. Le "black-out" complet. Puis lorsque le processus d'éveil se redéploie, la conscience de soi et la conscience mentale se redéploient elles aussi tout naturellement. Le sommeil est donc comme une "petite mort" et une nouvelle renaissance à chaque fois. La seule différence étant que notre courant de conscience est toujours lié au même corps, il a donc gardé en lui une conscience de soi qui demeure, ce qui permet que, généralement, lorsque nous nous couchons le soir et que nous nous levons le matin, nous nous identifions toujours à la même personne, et les souvenirs reviennent progressivement. Eh bien, lorsque nous mourons, c'est presque le même processus qui se met en place : nous commençons par perdre la capacité de voir, puis d'entendre, de toucher, etc. ; même si nous avons encore au début une perception mentale des choses, nous n'avons plus la capacité de communiquer avec nos proches ! Puis la conscience mentale va également se dissoudre progressivement, puis la conscience de Soi va s'endormir, nous perdons alors l'identification au soi, un phénomène qu'on peut imaginer d'une grande violence pour quelqu'un qui n'a pas développé de spiritualité, ce dernier tombant progressivement dans un état qui peut s'apparenter à un coma profond où la personne perd toute référence, une perte de repères totale. Mais pour un méditant qui a, par l'expérience, développé une forme de clarté et dissout la Conscience de Soi, ce moment-là devient extraordinaire, car, malgré lui, la Conscience de Soi se dissout ! Pour quelqu'un qui s'est entraîné à vivre ça, c'est comme un bonus qui lui est donné, car à ce moment-là, il n'a pas à faire d'efforts et rester dans un état méditatif tandis que la Conscience de Soi se dissout complètement, et peut continuer à parcourir plus facilement les différents stades d'éveil. Pour quelqu'un qui n'a pas entraîné sa conscience, le "passage" peut s'avérer beaucoup moins confortable. »

Très intéressant. Après cette entrevue avec Lama Namdak, je ramène mon plateau-repas un peu pensive et interrogative… Cet échange m'ouvre encore à d'autres perspectives par rapport à la pratique de la méditation !

Arrivant alors dans le réfectoire, je constate que les bénévoles volontaires à la plonge sont peu nombreux ; je me dis en premier lieu que « j'ai déjà fait ma B.A. hier soir » et que j'ai plutôt envie de faire une sieste. « Et puis zut, pourquoi ça serait toujours les mêmes ! » Passé ce furtif instant de « révolte intérieure », je décide alors, comme en méditation, de « laisser passer sans la retenir » cette pensée égocentrique, puis décide d'attraper un torchon. Tout en essuyant finalement la vaisselle, j'échange quelques mots avec un nouvel arrivant, un vagabond d'une soixantaine d'années qui me dit dans l'oreille, comme si c'était un secret, que le « célèbre » moine Bouddhiste Matthieu Ricard traduisait un enseignement à un kilomètre de là, au sein d'un autre temple…

RENCONTRE
AVEC MATTHIEU RICARD

Oh ! Je viens donc d'apprendre que Matthieu Ricard est en Dordogne, à un kilomètre de là ! La corvée de vaisselle se transforme en bénédiction.

Une synchronicité qui me coupe littéralement le souffle, en pleine écriture de mon chapitre sur le Bouddhisme. Quand je pense que je viens de parler de lui juste peu plus haut dans le livre en reprenant sa définition de l'éveil, alors à mille lieues d'imaginer pouvoir le rencontrer un jour, et le pensant toujours au fin fond de l'Himalaya ! Encore faut-il que je puisse l'approcher, et surtout qu'il accepte de répondre aux questions d'une petite Sophrologue provinciale dont il n'a, sans nul doute, jamais entendu parler.

Mais bon, je suis confiante. Loi d'attraction oblige !

Rappelons que Matthieu Ricard a étudié la génétique cellulaire avant de se tourner vers le Bouddhisme. Ordonné moine en 1978, il est l'un des spécialistes mondiaux d'un Bouddhisme tibétain et l'interprète français du Dalaï-Lama.

Tout en jetant le torchon dans la corbeille, je me précipite au temple « ventre à terre » dans l'espoir de rencontrer M. Ricard. En effet, Matthieu faisant partie du « Mind and Life Institute », qui facilite les rencontres entre la science et le Bouddhisme, ce serait vraiment d'une grande richesse pour mon livre si ce dernier acceptait de répondre à quelques questions à ce sujet !

Je réussis alors à l'alpaguer, mais étant très pris par le temps, il me donne une adresse et me propose de passer le voir en fin d'après-midi, il sera un peu plus disponible. Super ! J'avoue que mes méditations de l'après-midi étaient un peu parasitées par le mental : quelles questions vais-je lui poser ? Sera-t-il enthousiaste quant à mon projet de livre ? À quoi ressemble sa maison ? Un palais ? Une yourte ? Une cabane ? … Bref, vient enfin l'heure du rendez-vous.

J'arrive alors au sommet d'une colline surplombant la Dordogne. Un point de vue extraordinaire dans une zone où la nature et tous ses habitants sont protégés, je croise d'ailleurs des oiseaux magnifiques que je n'ai jamais vus nulle part auparavant, ainsi que de nombreuses variétés de papillons. J'arrive enfin devant l'entrée du jardin ; M. Ricard étant déjà en relation téléphonique avec des journalistes, il me fait signe de m'asseoir et de patienter. Entendant malgré moi la conversation, je découvre que Matthieu est passionné de photographie et qu'il a exposé dans le monde entier : Hong Kong, New York, etc. C'est d'ailleurs lui qui illustre ses propres livres.

Ce dernier a en effet écrit de nombreux ouvrages, comme par exemple *L'Art de la Méditation*, *Plaidoyer pour les Animaux*, *Plaidoyer pour le Bonheur*, *Plaidoyer pour l'Altruisme*, *Cerveau et Méditation*, etc. Il a également participé à des œuvres collaboratives, comme par exemple *Trois amis en quête de sagesse*, avec Christophe André et Alexandre Jollien, et il est important de souligner que tous les revenus pour la vente de ses livres sont intégralement reversés à son association : Karuna-Shechen (renseignements sur *europe@karuna-shechen.org*). Une association humanitaire qui intervient en Inde, au Népal et dans le Tibet oriental dans le domaine de la santé, de l'éducation, de l'aide d'urgence et de la sauvegarde culturelle. Elle dispose d'antennes en France, aux États-Unis, au Canada, en Suisse et à Hong Kong.

Matthieu Ricard m'invite alors à le rejoindre sur sa petite terrasse, décorée uniquement par les arbres et les fleurs qui l'entourent. Je le remercie de sa disponibilité à mon égard, malgré le fait qu'il soit extrêmement sollicité.

Je questionne tout d'abord ce dernier sur son association qui, me semble-t-il, gagne à être connue.

Pouvez-vous me parler un peu de votre association ?

« Les projets humanitaires que je mets en place dans le cadre de mon association représentent mon activité principale ; la totalité des bénéfices de mes livres est d'ailleurs reversée directement à Karuna-Shechen. Mon intention est uniquement de me mettre au service des autres. Je ne cherche pas la reconnaissance ou quoi que ce soit, vous savez, je suis bien tranquille dans mon Ermitage en Himalaya, et être si sollicité lorsque je reviens en France n'est pas toujours chose simple, mais c'est une chance et ça me permet de mener à bien ces projets humanitaires qui me tiennent à cœur. Vous savez, même si ces faits sont souvent méconnus, il faut savoir que plus de trois millions d'euros ont été récoltés après le tremblement de terre au Népal, ces fonds ont, entre autres, permis la construction d'écoles en bambou, chaque école peut aujourd'hui accueillir 1 000 à 2 000 enfants. »

Et la photographie, vous sembliez en parler avec beaucoup de passion lors de votre entretien téléphonique, que vous apporte-t-elle au juste ?

« Mes deux grandes passions, si on peut les appeler ainsi, sont la photographie et le Tibet. La photographie, c'est peut-être ce que je sais faire de mieux… J'aime partager la beauté de la nature, la beauté intérieure d'un être humain et la beauté de la vie en général. J'aime m'émerveiller, mais j'ai surtout envie de faire prendre conscience aux gens de la beauté de la nature, et par là même le besoin d'en prendre soin.

En effet, la photographie est un art qui permet, lui aussi, un élargissement de la conscience, par le biais d'un regard nouveau. Elle nous offre un autre point de vue, nous permettant ainsi de changer le regard que nous portons sur le monde et nous force à regarder la beauté qui existe déjà autour de nous, et que, bien souvent, nous ne voyons plus. »

Je parle alors un peu plus en détail de mon livre à ce Moine Bouddhiste au regard perçant qui semble lire en moi comme dans un livre ouvert.

Je poursuis :

Par votre expérience sur la compréhension du fonctionnement de l'esprit « du point de vue Bouddhiste », ainsi que votre connaissance en génétique cellulaire, seriez-vous d'accord pour me donner votre point de vue sur les témoignages retranscrits en amont ? (Je lui relate les différentes interviews.)

« Eh bien, je trouve votre projet de livre très intéressant et je crois en la véracité des phénomènes dont témoignent les intervenants, ayant moi-même expérimenté, entre autres, la "lecture de pensée".

Pour répondre à votre question, il est vrai que du fait de mon parcours et mon expérience, j'ai constaté que des choses fascinantes se passaient lorsque nous commencions à entraîner notre esprit. J'ai d'ailleurs écrit dernièrement un livre : *Cerveau & Méditation*, aux éditions Allary, en collaboration avec le neurobiologiste Wolf Singer. »

Pouvez-vous m'en dire un peu plus sur les effets de la méditation sur l'esprit ? Peut-elle nous aider à résoudre nos problèmes ?

« La méditation, ou plus précisément l'entraînement de l'esprit, ne permet pas évidemment pas de résoudre instantanément nos problèmes, mais avec le temps et la pratique, elle nous permet de nous libérer des pensées afflictives et de devenir un meilleur être humain. En s'astreignant de manière répétée à cette méthode, non seulement on réussit à traiter avec succès chaque pensée afflictive qui surgit, mais on érode peu à peu les tendances mêmes qui provoquent l'occurrence de ces pensées. C'est ainsi qu'il est possible, avec le temps et la pratique, de s'en libérer définitivement. La thérapie cognitive semble présenter d'étonnants points communs avec le Bouddhisme. Lorsque j'ai rencontré Aaron Beck, le fondateur des thérapies comportementales et cognitives, il m'a confié qu'il était très frappé par le nombre de convergences avec l'approche Bouddhiste. En effet, dans le cadre du projet "Silver Santé", des études ont démontré que les méditants expérimentés, du moins les personnes pratiquant régulièrement la méditation, avaient un cerveau en moyenne de quinze ans plus jeune que les non méditants. »

Qu'est-ce que le projet « Silver Santé » au juste ?

« Silver Santé Study est un projet de recherche qui a pour objectif d'identifier les facteurs de bien-être et de santé mentale chez les seniors. Il est financé pour un montant de 7 millions d'euros par la Communauté européenne et regroupe des scientifiques de plusieurs pays : France, Royaume-Uni, Belgique, Espagne, Suisse et Allemagne. »

Je remercie chaleureusement Matthieu Ricard pour ce moment de grâce dans ce petit havre de paix. Aussi, ayant abordé pas mal de questionnements existentiels en amont de ce livre, et en lien avec la notion de karma (sujet récurrent dans l'approche bouddhiste), je souhaiterais aborder maintenant l'hypothèse des vies antérieures.

J'apprends alors, par le biais du livre de Matthieu Ricard en collaboration avec le neurobiologiste Wolf Singer, qu'une petite fille de Dehli en Inde, alors âgée de quatre ans, aurait vécu une histoire extraordinaire dans les années 1926. En effet, Shanti Devi aurait pu donner une multitude d'éléments très précis sur une famille qu'elle disait très bien connaître et qui habitait dans une autre ville, à Mathura. Elle employait régulièrement des mots qui appartenaient au dialecte de Mathura que personne dans sa famille ni à l'école ne parlait. Au milieu de nombreux détails, elle a affirmé que son mari s'appelait Kedar Nath. Le directeur de l'école a alors mené des recherches à Mathura ; il a découvert qu'il y avait un marchand portant ce nom et lui a écrit. Le marchand, stupéfait, a répondu que sa femme était morte dix ans plus tôt, après avoir donné naissance à leur fils.

Les propos de la jeune Shanti, pas vraiment pris au sérieux au départ, commençaient à intriguer sérieusement son entourage, qui devint si intrigué qu'ils décidèrent tous de se rendre dans la ville décrite par la jeune Indienne et de rencontrer la famille en question. Kedar Nath a décidé de se rendre aussitôt à Delhi avec son fils, dans l'intention de se faire passer pour son beau-frère. Mais dès qu'il s'est présenté sous sa fausse identité, Shanti Devi s'est exclamée : « *Tu n'es pas mon beau-frère, tu es mon mari, Kedar Nath.* » Puis, elle s'est précipitée dans ses bras, en pleurs. Lorsque son fils, qui était à peine plus âgé qu'elle, a pénétré dans la pièce, elle l'a embrassé comme le fait une mère. Shanti Devi a alors demandé à son mari s'il avait tenu la promesse qu'il lui avait faite sur son lit de mort de ne jamais se remarier. Elle lui a pardonné quand il a admis avoir pris une seconde épouse. Kedar Nath a posé à la petite fille une multitude de questions auxquelles elle a répondu avec une précision déconcertante.

Tous ces propos se sont donc avérés vrais.

Le comité local, ayant mené une enquête scrupuleuse, en a conclu que Shanti Devi était bien la réincarnation d'une certaine Lugdi Devi.

Une histoire tout aussi intrigante que celle que je vais vous présenter à présent.

LA RENAISSANCE DE CAROLE PERU

C'est à la télévision que j'ai découvert Carole, tout « bêtement » en regardant une émission qui me distrait : *L'amour est dans le pré*. J'apprécie cette émission, notamment parce que j'ai pu rencontrer certains de ces agriculteurs très touchants par le biais de mon activité, comme par exemple mon ami Philippe, un être d'une grande sensibilité et d'une rare authenticité. Un homme qui s'autorise à laisser son enfant intérieur s'exprimer et jouer avec le nôtre. Un homme sans « masque », sans filtres. Très réceptifs à l'hypnose, nous avons vécu de sacrés fous rires ensemble.

Aussi, lorsque j'ai découvert le portrait de Carole dans ce programme, j'ai tout de suite senti également une grande sensibilité émaner de cette jolie rouquine un peu timide à l'écran, et dont le large sourire illuminait et réchauffait tout ce qui l'entourait. J'ai également perçu une dimension plus « spirituelle » que dans les autres portraits, et pour cause.

Carole Péru est née à Cannes en 1968, elle est mère de six enfants, éleveuse de saint-bernards et d'équidés dans les Alpes-Maritimes et blogueuse : *caroledanslepre.com*

À l'âge de vingt-huit ans, elle est victime d'un Accident Vasculaire Cérébral et d'une Expérience de Mort Imminente à la suite d'un grave accident de la route. Devenue aphasique, elle réapprend à lire, écrire et parler… Elle réapprend à vivre, quoi.

Suite à toutes ces péripéties, Carole a décidé d'écrire un livre : *Ma renaissance*. Un ouvrage passionnant dans lequel elle retrace ses combats, ses doutes, ses aventures, ses rêves, ses folies, ses amours, et… ses vies antérieures qui, selon elle, lui ont donné cette capacité à relativiser et à voir le bon côté en chaque chose… se dire que la vie est belle et pleine de surprises, se dire que tout est possible !

Je suis très heureuse de rencontrer Carole, je sais qu'elle peut avoir tendance à parler un peu vite parfois suite à son AVC ; cette petite particularité semble la mettre un peu mal à l'aise, elle le répète souvent ! Pourtant, je trouve que cette élocution chantante participe à cette alchimie rare qu'on appelle le « charme ».

Ma première question est la suivante :

Peux-tu me décrire ce que tu as vécu lors de ton accident vasculaire cérébral, Carole ?

« Oui, avec plaisir. Alors âgée de vingt-huit ans, à la suite d'un AVC déclenché par un accident de voiture, j'ai vécu ce qu'on appelle une "Expérience de Mort Imminente", une expérience dont je me rappellerai jusqu'à mon dernier souffle.

En effet, j'ai, comme de nombreux "expérienceurs", vu ce fameux tunnel et cette lumière scintillante au bout. Après avoir traversé ce passage cylindrique, j'ai commencé à marcher dans cette lumière très brillante, je me sentais en paix ; à ce moment-là, je ne pensais pas à ma famille, ni même à mes enfants… J'étais dans un état de plénitude que je n'avais jamais connu auparavant. Puis j'ai été accueillie par ma tante et ma marraine. Ma tante étant décédée d'une rupture d'anévrisme à l'âge de dix-neuf ans, et ma marraine, emportée par un cancer du sein un an auparavant. J'avais toujours été très proche de ma marraine de son vivant, elle me rassurait déjà lorsque, alors âgée d'une quinzaine d'années, je lui faisais part de mes visions sur d'éventuelles vies antérieures… J'avais déjà des facultés "hors normes", à cette époque-là.

Quoi qu'il en soit, ce n'était pas mon heure, aux dires de ma marraine qui me dit alors : "Tu ne dois pas mourir, pas maintenant."

Je suis alors "redescendue" comme j'étais montée, mais j'étais loin d'imaginer à quel point les choses allaient être différentes pour moi désormais… Hémiplégique et aphasique, le corps médical était très pessimiste sur mon potentiel de rémission. Heureusement que je ne les ai pas écoutés. J'ai toujours gardé confiance et j'ai travaillé dur chaque jour pour retrouver toutes mes capacités. Une sacrée épreuve, tout ça, mais quelle récompense aujourd'hui.

J'ai en effet ouvert une porte lors de cet AVC, et je suis, depuis, toujours en contact avec ma tante et ma marraine. Je les appelle dès que j'en ressens le besoin et elles me guident. Je me sens protégée. »

Tu dis que tu as « ouvert une porte » sur la médiumnité et j'entends que tu es capable de communiquer aisément avec tes guides ? Et qu'en est-il des autres capacités ? Notamment de ces capacités de clairvoyance ou ces visions d'éventuelles vies antérieures que tu percevais déjà à l'adolescence ?

« Ces visions se manifestent depuis l'enfance, mais je n'en parlais pas trop, de peur d'être jugée ou qu'on se moque de moi, mais mon expérience de mort imminente a décuplé ces capacités, notamment celle de clairvoyance ou de télépathie, en effet. J'ai remarqué que lorsque je me sens vraiment bien dans ma peau, je vois beaucoup de choses, très souvent les futures grossesses. Je me rappelle ce bar écossais. Mon ami discutait avec un couple et, ne parlant pas anglais, j'étais un peu en retrait, mais j'ai vu que ce couple allait avoir un enfant. La dame n'arrivant justement pas à en avoir, elle était en train de se confier à Steve à ce sujet. J'ai alors dit à Steve : "Cette dame a du mal à avoir des enfants, mais dis-lui qu'elle va avoir un bébé !" Mon ami leur fit part de ma vision, ces derniers furent très surpris, mais également très émus. C'était très touchant, comme la vision que j'ai eue pour mon couple d'amis Sébastien et Émilie. Sébastien fut mon coup de cœur amical lorsque j'ai participé à l'émission *L'amour est dans le pré*, nous avons partagé beaucoup de choses ensemble, c'est un homme plein de sensibilité et de gentillesse que je compte aujourd'hui parmi mes amis, avec sa compagne Émilie… qu'il a d'ailleurs rencontrée pendant l'émission, et que j'affectionne aussi beaucoup. Je savais que Sébastien et Émilie allaient avoir un enfant. Sébastien était très surpris. En effet, Sébastien et Émilie ont déjà chacun des enfants, ils n'avaient pas prévu de vivre une nouvelle grossesse. Durant le mois de juillet qui suivit ma vision, Émilie est effectivement tombée enceinte, comme par miracle. »

Peux-tu me parler de ces visions de vies antérieures, à la suite d'une rencontre bien particulière ?

« Oui, bien sûr. J'ai en effet rencontré un homme à la suite de l'émission… En fait, il avait envoyé un courrier, mais la production ne me l'a pas transmis tout de suite étant donné qu'il était en instance de divorce, et donc pas encore divorcé. Au vu des rencontres avec mes prétendants… pas très productives, pourrait-on dire, j'ai, quelques mois après l'émission (histoire de digérer un peu tout ça), pris le temps d'ouvrir les courriers restés non lus. J'ai alors eu la bonne surprise de tomber sur un courrier qui m'a beaucoup plu, et j'ai vite ressenti l'envie de rencontrer son auteur.

Lorsque j'ai vu arriver Steve vers moi, j'ai vu son aura, une lumière blanche l'entourait. C'était la première fois que je voyais et ressentais quelque chose comme cela. J'ai vraiment eu l'impression que le temps s'arrêtait. Il était parfait, beau comme un ange.

Nous avons alors commencé à échanger ; au fil de la discussion, Steve me confie que son père est écossais et que sa mère est anglaise. À l'instant même où il me dit que son vrai nom est écossais, j'ai la vision d'un château en Écosse. Une vision que j'avais déjà eue à l'âge de dix-huit ans. Une maison géante, un très grand château médiéval en pierre. Tout est clair dans ma tête : je ne sais pas s'il y a un pont, mais il y a de la terre mouillée, beaucoup d'humidité. Je suis assise dans une vieille calèche avec des femmes, des couvertures sur les genoux, tirée par deux grands chevaux. C'est l'hiver, il fait très froid et la famine fait des ravages, j'ai l'impression que nous venons nous réfugier ici. Je porte une robe épaisse en tartan, à carreaux bleu et vert (comme un kilt). Le haut de ma robe est en cache-cœur.

J'ai alors fait part aussitôt à Steve de cette vision ; à mon grand soulagement, Steve ne m'a pas prise pour une folle et avait même l'air plutôt intéressé par ce que je lui racontais !

Nous avons donc cherché ensemble, via Google, ce fameux château. Pas facile au vu du nombre de châteaux médiévaux, des centaines. Mais je suis confiante !

Je l'ai en effet trouvé au bout d'une heure de recherches : Le Eilean Donan Castle, construit en l'an 1214 dans les Highlands.

Je me demande alors ce que je faisais en Écosse, il y a si longtemps ?

À l'époque, chaque région avait un noble et le peuple se divisait en plusieurs camps, comme les MacDonald, Campbell, Graham, MacAlister et bien d'autres. Ils vivaient en groupe pour se protéger les uns les autres, ainsi que leurs terres et le bétail, bien sûr.

Steve me dit que sa famille très lointaine faisait partie du clan Cameron. Nous nous lançons alors à la recherche des tissus tartans. La robe que j'ai vue était bleue et verte, mais il me dit que le tissu du clan Cameron était rouge et vert. Je fais des recherches sur Internet, il en existe au moins cent cinquante différents, mais je connais bien le "mien" et je le retrouve facilement. Je suis sûre de moi, c'est celui-là, je l'ai porté ! Steve regarde le nom du tissu, c'est l'ancien tissu tartan du clan Cameron, il y a deux cents ans, avant qu'il ne devienne rouge et vert ! Incroyable ! Parmi les deux cents tissus qui existent, il s'avère que celui de ma robe est aussi celui de sa famille !

Peu après cette découverte me vint de nouveau un "flash" : une croix gaélique. Je ressens le nom de Rose. Je continue donc mes recherches, qui semblent porter leurs fruits jusqu'à maintenant !

Je découvre alors, après deux jours de recherches sur Internet, un texte expliquant qu'en Écosse, au moment des guerres, il y a trois cents ans, un couple a protégé la rose d'Écosse. On peut voir leur tombe au cimetière, entourée de roses et surplombée d'une croix gaélique sur laquelle leurs noms n'ont pas été gravés.

Je trouve encore très étranges tous ces détails si frappants. Puis tout revient progressivement : le village d'Inverness, dans lequel j'ai vécu, dans une petite maison en pierre. Je sens Steve à mes côtés.

Je cherche alors un plan d'Écosse. Inverness est à quatre-vingts kilomètres d'Eilean Donan Castle. J'ai de plus en plus envie d'aller en Écosse !

Puis une autre vision, je me vois avec Steve… Nous nous embrassons passionnément, abrités dans une grotte, puis je vois ma robe de mariage, blanche, avec le tissu du clan Cameron sur la poitrine. Je fais alors de nouvelles recherches sur l'histoire de l'Écosse. Je trouve ma robe, à l'identique. J'en ai le souffle coupé ! Puis je me vois enceinte, j'ai très peur… puis ma vision s'arrête ! Je sens qu'il y a eu un drame.

Il nous faut aller en Écosse, j'ai besoin de voir de mes propres yeux !

Nous nous retrouvons donc là-bas peu de temps après toutes ces découvertes fascinantes, et arrivons enfin à l'Eilean Donan Castle.

Je sais que je suis déjà venue, je m'y sens très mal. C'est alors que la visite prend une tournure pour le moins inattendue ; alors que nous visitons l'endroit, je suis prise d'un malaise à l'étage. Nous rencontrons alors une guide très sympathique et décidons de lui faire part de mes visions. Elle ne semble pas surprise, au contraire, plutôt intéressée par notre histoire ! La guide nous explique que la demeure a été détruite en 1719 sous les bombardements ; j'y suis donc venue avant 1719. Un pont a été construit durant sa rénovation, en 1912, car le château n'était accessible qu'en bateau ou à marée basse.

Cette dernière est en effet très intéressée par notre histoire, car ils ont finalement peu d'informations sur l'histoire du château, même si des archéologues viennent régulièrement tenter de trouver de nouveaux objets ou de nouvelles informations, quelles qu'elles soient.

J'explique alors à la guide que je suis venue en calèche, elle me répond que les hommes venaient en bateau. Je lui précise que, même si c'était très humide, on pouvait arriver par la terre ! Elle me dit que c'est en effet probable, puis continue de me questionner sur mes visions.

Je lui dis que des femmes venaient se réfugier au château… elle me répond alors avec un air un peu surpris que "les archéologues ont découvert dernièrement un bijou de femme, alors que nous ne pensions jusqu'alors qu'il n'y avait que des hommes".

Après ces échanges historiques très intéressants, notre sympathique guide nous informe de la présence d'un fantôme au premier étage du château… C'est au premier étage que j'ai fait un malaise ! La guide me demande alors d'y retourner ; compte tenu de mes visions, elle aimerait en savoir un peu plus, car plusieurs personnes auraient témoigné l'avoir vu !

Je suis alors retournée à l'étage ; j'ai en effet eu une vision d'une jeune femme brune d'environ quatorze ans, regardant par la fenêtre… Elle semble très triste. La guide nous confie alors que c'est effectivement une jeune femme brune que les autres témoins auraient vue également. »

Carole est venue jusqu'en Écosse chercher des informations, mais finalement, c'est peut-être elle qui en a apporté le plus !

Fascinant, tout ça. Un témoignage encore une fois très enrichissant. Je vous invite d'ailleurs à lire le livre de Carole, que j'ai moi-même lu pendant une période assez spéciale pour moi… mais je ne vous en dis pas plus pour le moment ! Encore une belle synchronicité que je vais bien sûr partager avec vous durant le prochain chapitre !

Ah oui, et pour l'anecdote (qui fera peut-être écho au prochain chapitre, justement), Carole m'a confié à la fin de l'interview avoir également été juive durant une autre de ses vies antérieures.

SIMON AMÉLIE

« SI MON » « ÂME EST LIÉE »

Intéressant, tout ça ; en tout cas, il y a de quoi se questionner encore une fois. D'ailleurs, figurez-vous que deux mois après avoir recueilli le témoignage de Matthieu Ricard, il m'est arrivé une nouvelle aventure pour le moins stupéfiante.

En effet, de retour d'une prestation en hypnose que j'avais donnée le soir même dans des conditions déplorables, je suis arrivée chez moi épuisée physiquement et moralement : trois heures d'hypnose, sans micro, dans un brouhaha considérable. De plus, les énergies ressenties à cette soirée d'entreprise étaient si « basses » que mon corps a littéralement « lâché », terminant la soirée dans le vestiaire (ou plutôt le placard à balais), prise de tremblements spectaculaires ainsi que d'une intense migraine, ce qui marqua bien évidemment la fin du spectacle.

Quelques heures après mon « hypno-burn-out », alors que je venais de m'installer dans mon lit, prenant conscience que je n'aspirais pas à pratiquer mon activité dans ces conditions et que je ne souhaitais plus gaspiller mon temps et mon énergie dans des soirées mondaines et superficielles, je reçus une invitation à un spectacle de la part d'un certain Simon, via un célèbre réseau social.

Simon est un coach de vie exerçant à Cognac, une ville située à environ une heure de chez moi. Je n'avais jamais encore eu l'occasion de rencontrer Simon : « *Bonjour, Amélie, voici le lien de mon spectacle, j'espère que tu seras des nôtres !* »

Intéressant. J'ai alors posé quelques questions à Simon sur le thème de son spectacle, mais ce dernier n'a pas souhaité m'en dire beaucoup plus, ayant l'intention de garder une grande part de mystère autour de cet événement, mais m'incitant vivement à venir. Très intriguée, je lui réponds que je vais y réfléchir. Quoi qu'il en soit, ce court échange avec Simon ce soir-là m'a redonné un peu de baume au cœur.

Une semaine plus tard, alors que je prenais mon petit-déjeuner et que je voyais de nouveau passer le lien de son spectacle, j'eus l'idée d'envoyer un message à Simon pour savoir s'il fallait réserver pour l'événement, et comment procéder ?

Simon me répondit instantanément avec un enthousiasme débordant : « Amélie, c'est fou que tu m'envoies un message maintenant ! Il vient de m'arriver une expérience extraordinaire ! Comme une renaissance ! J'ai besoin de te voir ! »

J'avoue que ce message m'a un peu surprise et j'ai répondu à Simon que j'allais y réfléchir, même si quelque chose au fond de moi me poussait à y aller. Bref, je suis allée boire un café sur ma terrasse, laissant le mental et tous ces questionnements fondés sur la peur commencer à refaire surface. C'est alors que je vis une magnifique Mante Religieuse apparaître face à moi ! Une nouvelle fois un peu surprise de me retrouver nez à nez avec cet insecte que je n'aperçois jamais. J'ai d'ailleurs pris une belle photo de la Mante, pensant même un instant l'envoyer à Simon… mais finalement non ; en réfléchissant un peu, ça semblait peut-être déplacé, et après tout, je n'en voyais pas vraiment l'intérêt. Il allait certainement trouver ça un peu bizarre.

Toujours est-il qu'à peine deux ou trois minutes après que j'aie pris la Mante en photo, Simon m'envoyait une photo de… devinez quoi ? Lui, embrassant une mante religieuse qu'il tenait dans le creux de sa main. La photo était accompagnée d'un message : « *Alors, tu viens ?* » Précision importante : je ne lui avais pas dit que je venais d'en voir une, et encore moins que l'avais photographiée.

Waouh… Plus de mots.

Bon, après avoir compté plusieurs fois mes doigts pour m'assurer que je ne rêvais pas, je pris conscience qu'il se passait quelque chose qui me dépassait un peu encore une fois. Mais en tous cas, là, plus de doutes, il fallait que j'y aille !

Me voilà donc partie pour Cognac, à la rencontre de Simon, qui semblait donc avoir vécu une expérience chamanique assez déroutante le matin même. Nous avons compris ensemble par la suite que ce qu'a vécu Simon porte le nom de : « Kundalini ».

Très intrigant, tout ça.

Bref, en arrivant chez Simon l'après-midi même, j'ai aussitôt ressenti le besoin de le prendre dans mes bras, et réciproquement, puis nous nous sommes installés dans son jardin pour discuter. Nous avons parlé tout l'après-midi. Enfin, surtout lui. Je me rappellerai toujours l'impression sur le tee-shirt de Simon : un immense visage de femme avec de longs cheveux blonds tombant sur les côtés, le tout sur un fond blanc, ce qui, par effet d'optique, se confondait en une silhouette d'ange. Magique. Une sensation très « être Ange », à mi-chemin entre le rêve et la réalité. Et le temps semblant suspendu, comme dans un rêve.

J'interroge alors Simon un peu plus en détail sur l'expérience qu'il a vécue le matin même et qu'il appelle sa « renaissance ».

« Eh bien, ça fait quelques jours que je me sens empli d'une énergie inhabituelle, mais ce matin, il s'est vraiment passé quelque chose, je me sens comme un nouveau Simon, ou peut-être que je deviens le vrai Simon, je ne sais pas trop ! »

OK, mais que s'est-il passé au juste ?

« Eh bien, la nuit dernière, j'ai eu l'impression d'avoir vécu comme une sorte de deuil, et ce matin, je suis monté en haut d'un arbre dans lequel j'aime me poser et ressentir la nature qui m'entoure, et là, j'ai vraiment eu l'impression de vivre ma "naissance". Le soleil qui se lève, les cloches qui se mettent à sonner, un renard qui passe, l'impression de pouvoir rentrer dans chaque particule de matière qui m'entoure, et une multitude de signes qui s'enchaînent de manière tout à fait "irrationnelle", s'ensuivirent également beaucoup de larmes, mais des larmes de joie. J'ai vraiment senti comme une ouverture sur quelque chose de plus grand ! Difficile à décrire avec des mots. »

Bien. « De toute façon, tout est tellement surréaliste depuis ce matin », me dis-je en moi-même.

Je suis alors rentrée chez moi en fin de journée, un peu déstabilisée par cette rencontre. Je me rappelle cette phrase : « La réalité est un rêve forcé », alors que je traverse un lieu-dit : « Le Bien Né. »

En arrivant chez moi, je reçois un message de Simon : « *Tu as oublié tes lunettes d'aviateur, je vais m'en servir pour mon spectacle.* » Dans la foulée, Simon me dit qu'il aimerait venir me rendre visite le lendemain, il me confie qu'il aimerait que nous écrivions un livre ensemble et insiste pour venir me voir. Je lui réponds que je termine à midi et que je serai disponible l'après-midi.

Mais le lendemain midi, une immense fatigue m'envahit lorsqu'il me dit qu'il compte venir. J'en conclus que mon corps me mettait encore une fois en garde. Je choisis donc de reporter l'entrevue avec Simon, préférant me reposer. J'ai en effet dormi trois heures d'un sommeil profond, cet après-midi-là, ce qui n'est d'ailleurs pas du tout dans mes habitudes. Bref, j'ai bien senti un peu de déception dans la voix de Simon, mais mon corps me faisait comprendre de ne pas accepter, alors, cette fois, j'ai décidé de l'écouter.

C'est à partir de ce moment-là que les choses deviennent encore plus étranges… À partir du lendemain, plus exactement.

En effet, le lendemain, j'ai reçu un appel de sa femme me demandant si j'avais vu Simon, il serait soi-disant venu chez moi. Je lui réponds que non, il devait venir hier, mais j'ai préféré annuler. Je demande aussitôt des nouvelles à mon nouvel ami, mais plus de réponse. Je suis un peu inquiète.

Quelques jours plus tard, je reçois un message d'une autre jeune femme me demandant si je suis l'hypnothérapeute qui connaît Simon. Cette dernière commence donc à me poser pas mal de questions sur nos échanges. Il aurait disparu le jour où je lui ai dit que j'étais trop fatiguée pour le recevoir. Ces questionnements créent en moi une sensation particulière, et je me sens alors étrangement un peu responsable de sa disparition… Décidément, très bizarre, tout ça.

Les jours qui suivirent, je me suis mise à faire énormément de cauchemars, et même ce qui pourrait s'apparenter à une « paralysie du sommeil », chose que je n'avais encore jamais expérimentée. Un souvenir assez désagréable dans lequel mon corps se retrouve totalement paralysé alors que j'ai vraiment l'impression d'être réveillée, et le plus désagréable est cette vision d'un homme d'une quarantaine d'années, les cheveux lisses, mi-longs, d'un blond roux, et qui m'agresse sans que je puisse crier ni le repousser ! Dans l'incapacité totale de lever ne serait-ce que le petit doigt. Je vous assure que ça fait froid dans le dos…

Ce qui fait froid dans le dos également, ce sont ces cauchemars hyper réalistes, dans lesquels je subis beaucoup d'agressions. Je me souviens par exemple d'un rêve dans lequel je me trompe de train… Je suis juive, poursuivie par des nazis, je cours et me cache tant bien que mal pour garder la vie sauve, jusqu'à ce que je me retrouve avec un bébé en sang dans les bras, puis le bébé se transforme en petit garçon… Je me rappelle le rassurer en lui disant : « *Ne t'inquiète pas, tout va bien, tu es en sécurité, tu n'es pas seul.* » S'ensuivent beaucoup de rêves similaires, des Allemands, des trains, beaucoup de souffrance…

Bousculée par tous ces phénomènes, je décide de prendre rendez-vous avec une médium karmique réputée dont m'a parlé ma cousine Julie : Christine Chassagne, située à La Rochelle. Le rendez-vous est pris un mois après.

D'ici là, les cauchemars continuent. Une ambiance très oppressante dans laquelle j'ai baigné durant une semaine, jusqu'à l'appel de Simon.

Celui-ci me confie alors qu'il est interné à l'Hôpital Psychiatrique Camille Claude à Angoulême depuis une dizaine de jours, sans pouvoir avoir de contacts avec l'extérieur…

« Mais que s'est-il passé ?! »

Simon m'explique alors que depuis le jour où nous nous sommes vus, à la suite de son expérience « chamanique », il a ressenti un bien-être et une joie intense. Puis il lui est arrivé des phénomènes étranges, dont il a bien sûr fait part à sa femme, comme par exemple une énergie et un magnétisme décuplés et la sensation troublante d'être parfois un peu comme dans un rêve. La nuit qui suivit, Simon se réveilla d'ailleurs assez précipitamment d'un rêve, ne sachant plus bien qui il était ni où il se trouvait, ce qui inquiéta beaucoup sa compagne. (Il faut savoir que la compagne de Simon à cette époque est quelqu'un de très « terre à terre », très méfiante au vu de tout ce qui touche au chamanisme, à l'énergie ou tout autre phénomène relevant du monde de l'invisible.)

Nous en concluons ensemble que ce dernier a dû faire ce que nous baptisons un « Burn-In » ! L'inverse du « Burn-Out », quoi. En effet, cette énergie et cet enthousiasme hors du commun peuvent sembler louches dans un environnement somme toute assez « névrosé ».

Bref, à la suite de cet épisode, sa femme prit la décision de faire interner Simon immédiatement, bien sûr, sans le consentement de ce dernier.

Je ne peux malheureusement pas faire grand-chose pour mon nouvel ami, à part l'appeler pour le rassurer, lui dire qu'il n'est pas seul et que tout va bien aller. Un peu comme je rassurais le petit garçon juif dans mon cauchemar, vous vous rappelez ? Et son prénom : « Simon », est-ce le fruit du hasard ?

J'appelle alors le docteur Chambon, peut-être pourrait-il l'aider ! Celui-ci me confie qu'il connaît bien ce phénomène, mais qu'il ne peut malheureusement pas faire grand-chose. Il me dit également que les Hôpitaux psychiatriques sont remplis de personnes ayant expérimenté ce genre d'expériences spirituelles s'apparentant à une Kundalini[25]. J'appelle Simon régulièrement et vais lui rendre visite à l'hôpital psychiatrique d'Angoulême après son séjour en chambre d'isolement. Aussi, à la suite de son premier appel via l'hôpital, la mante religieuse a refait subitement son apparition au-dessus de ma table de nuit ! Elle y resta deux jours, jusqu'à tant que j'aille rendre

---

[25] Kuṇḍalinī est un terme sanskrit lié au Yoga qui désigne une puissante énergie spirituelle lovée dans la base de la colonne vertébrale. Chez l'homme ordinaire, Kuṇḍalinī demeure dans un état dit « de repos », elle est « endormie » dans le cakra mūlādhāra, qui est la racine de Suṣumṇā et de toutes les nāḍī. L'éveil brutal ou mal accompagné de la kundalini peut engendrer des troubles psychiques tels que la psychose.

visite à ce magicien en herbe, cette âme à laquelle je suis visiblement
« Liée ».

Simon sortira de l'hôpital une dizaine de jours après ma visite. Pendant ce temps, nous continuons de nous appeler régulièrement,
jusqu'à ce que ce dernier m'informe de sa « libération condition-
nelle » ; en effet, Simon est autorisé à retourner chez lui, à condition
qu'il continue à prendre ses traitements, il lui est également interdit
de conduire. Nous projetons donc de nous voir la semaine suivante.

La mante refait évidemment son apparition… mais nous sommes
début novembre, l'air est frais et humide, je décide alors de lui faire
un petit abri devant la maison, la nourris et lui donne même un petit
nom : « Burn-In ».

Tout cela finit presque par me sembler normal !

Mais d'ici là, je n'oublie pas ma séance avec la médium karmique. Ce
rendez-vous m'intrigue beaucoup. Vais-je avoir des réponses à mes
questions ? Ces cauchemars, et ces synchronicités troublantes avec
Simon ? Que dois-je en comprendre ?

CHRISTINE CHASSAGNE

OU LE PREMIER JOUR
DU RESTE DE MES VIES…

Le jour du rendez-vous arrive enfin. J'arrive donc chez cette Médium Karmique au visage bienveillant. Une présence rassurante qui met tout de suite à l'aise et qui invite à se livrer librement sur les questionnements qui mènent nos « âmes » jusqu'à elle.

Je lui explique alors ce que je souhaite « comprendre » et travailler ici, puis nous entrons rapidement dans le vif du sujet. Alors que j'enlève mon châle, le tatouage le long de mon cou l'interpelle et lui fait penser à de l'hébreu. (Mon tatouage est une phrase inspirée de la philosophie Bouddhiste écrite en Sanskrit.) Il est vrai que cette écriture ressemble à de l'hébreu et que, à leur arrivée dans les camps de concentration, les juifs étaient « marqués » comme du bétail sur le haut du corps. Christine m'explique que les traumatismes de nos vies passées nous font ressentir un besoin inconscient et viscéral de mettre en évidence des symboliques liées à ces traumatismes. Ce qu'elle me dit me parle, même si la signification de mon tatouage n'est pas ici un numéro de série pour esclave, mais une phrase tirée des « Trois joyaux », la base de la philosophie Bouddhiste :

« Je prends refuge en le Dharma. »

自皈依法，當願眾生，深入經藏，智慧如海。

« Je prends refuge auprès du Dharma » me rappelle de faire en sorte de faire toujours attention à aligner mes actes, mes paroles et mes pensées dans une intention bienveillante envers moi-même et envers les autres, et en souhaitant le bonheur à tous les êtres sensibles avec :

« L'intention que leur flamme intérieure soit aussi vaste que l'océan… »

Je vais maintenant me contenter de relater mot pour mot la séance médiumnique, les propos qui vont suivre ne souffrant pas la moindre interprétation.

Christine :

« Bon… commençons… Vous êtes prête ? »

Moi :

« Euh, oui. »

Christine :

« Bien, alors je vous vois devant un train, oh… vous avez été déportée… Je vois un train de marchandises… un train à bestiaux dans lequel on enfermait les personnes qui allaient être déportées. Je vous vois devant ce train, vous avez un enfant dans les bras, vous êtes "en train" de le réconforter, car dans cette vie antérieure, vous avez été déportée avec cet enfant.

Évidemment, il n'a pas survécu.

(Long silence, Christine se met à pleurer.)

Excusez-moi, ça m'émeut… C'est horrible, ce que je vois. Ça me touche, car moi aussi, je suis morte dans un camp de concentration dans une ancienne vie. Donc le bébé n'a pas survécu, il a été gazé tout de suite en arrivant, et vous, vous avez été mise aux travaux… Je vous vois en train de peiner, à transporter des pierres dans une espèce de carrière. On me parle d'Auschwitz… Ça doit vous parler ? Et vous êtes décédée neuf mois après, me dit-on. Durant ces neuf mois, vous avez vécu dans des conditions de vie abominables ; en plus, on vous avait séparée de votre enfant, et vous vous doutiez qu'il était mort.

Il y a quelque chose à nettoyer par rapport à ce que vous avez vécu, le fait d'être séparée de votre enfant… Je vous vois avec l'étoile jaune, dans ce camp, avec un fichu sur la tête, très maigre. Je vous vois devant un baraquement, on vous emmène dans une carrière, c'est très dur pour les femmes… Comme vous étiez juive, c'était une façon de vous humilier encore plus… Vous imaginez la vie d'un camp de concentration ?

Je vous vois avec un homme. Qui était-ce ? …

(Long silence.)

Je le vois avec vous devant le train, vous étiez mari et femme. Vous avez aussi été séparée de lui à l'entrée du camp, et de votre petit qui devait avoir entre quatre et six mois. Il a été gazé immédiatement. Donc, non seulement vous avez été séparée de votre petit, mais également de votre mari, vous vous rendez compte ?

On me parle d'un petit garçon… J'en ai la chair de poule.

(Christine est de nouveau submergée par l'émotion.)

Parfois, je vois des choses comme ça, c'est dur. On va faire un nettoyage karmique, il faut vous libérer de cela. C'est quelque chose qui était très difficile. Vous avez été humiliée par les Allemands dans votre vie antérieure. C'est pour ça qu'il y a ces peurs dans cette vie-là qui se reproduisent. Là aussi, c'est totalement inconscient. Vous avez peur qu'il y ait une reproduction. D'où l'importance du nettoyage karmique.

À présent, nous allons voir devant quel Allemand on va vous mettre…

(Christine est de nouveau submergée par les émotions, elle verse de nouveau quelques larmes.)

Excusez-moi, habituellement, ça ne me chambarde pas comme ça, les émotions n'arrivent pas durant mes lectures de vies antérieures en général, mais là… Comme j'ai moi-même vécu ce que vous avez vécu, ma dernière vie s'étant finie gazée dans le camp de concentration d'Auschwitz ! Directement à l'arrivée au camp. Traversée du camp… puis directement la chambre à gaz. Comme vous, j'avais une vie bien construite. C'est pour ça que je suis si dépassée par mes émotions dans cette séance. Excusez-moi…

(Long soupir…)

C'est comme si nous étions voisines de camp, vous comprenez ? Il y a quelque chose de très fort, là.

Bon, je ne vais pas vous mettre devant l'Allemand, je vois que ce n'est pas vraiment cela l'origine du problème, mais plutôt la personne qui vous a dénoncée en tant que juive. Je vois un voisin de palier, un petit monsieur assez grassouillet, chauve, il n'a pas hésité à vous dénoncer, il a directement fait un courrier à la Police française qui a prévenu la Gestapo, ils sont venus vous arrêter tous les trois en même temps : votre mari, votre enfant et vous, au petit matin, vers 6 h 30. L'origine est donc cet homme, et c'est là-dessus qu'il faut travailler… et couper les liens pour vous libérer de ces blessures d'humiliation que je vois très présentes. Aussi, je vois que Simon et vous cherchez à nettoyer aujourd'hui ces empreintes karmiques, c'est ce qu'on pourrait appeler une relation de guérison. »

Nous sommes le 29 octobre 2018, Christine procède alors au « nettoyage karmique ». Un soin dans lequel, vous l'aurez compris, je dois couper les liens avec ces blessures profondes et leur origine. Puis nous procéderons à ce « nettoyage d'âme » par le biais des visualisations que me suggère Christine, après m'avoir mise dans un État Élargi de Conscience.

J'appelle Simon à mon retour du rendez-vous, je me dis que tout ça va sûrement lui sembler « fou ». Mais il tenait à ce que je lui raconte mon entretien avec la médium, sachant lui aussi pertinemment qu'il y a un lien particulier entre nous, et que tout ce que nous vivons depuis notre rencontre n'est pas le fruit du hasard. Ce dernier n'est donc pas surpris de ce que je lui dis. Nous projetons de nous voir le mercredi suivant pour parler de tout cela.

« SI MON » « ÂME EST LIBRE »

Lorsque nous nous retrouvons, nous écoutons ensemble l'enregistrement de la séance médiumnique. Simon me confie qu'il souhaite quitter sa femme, qu'il ne ressent plus les mêmes sentiments pour elle. Je suis un peu déstabilisée et tout cela me semble irrationnel, et je ne veux pas briser une famille. Mais il me dit que je suis, selon lui, « l'élément déclencheur », et ce dernier me répète qu'il aurait pris cette décision tôt ou tard, qu'il y pense depuis trop longtemps pour attendre encore. Le plus tôt sera le mieux pour tout le monde.

Et puis, la mante « Burn-In » est là pour nous rappeler la patience… du moins un peu de patience. Le temps que les choses se mettent en place. Je lui répète que s'il doit se passer quelque chose, ça ne sera pas avant qu'il soit libre, et qu'il doit le faire pour lui avant tout, car je ne peux rien lui garantir.

Quelque temps plus tard, nous sommes donc « de nouveau » ensemble, et la vie nous semble être un rêve éveillé ! Et ce n'est pas une image : des miracles et synchronicités fascinantes se produisent quotidiennement depuis notre rencontre… et sa Kundalini ! Les premiers jours, je me suis même de nouveau surprise à compter mes doigts… Mais non, nous sommes bien dans la réalité, du moins, semble-t-il…

Mais malgré toutes ces synchronicités, malgré cette rencontre peu banale, malgré tout ce qu'il projette avec moi, au fond de moi, je ne suis pas sûre que nous devions maintenant continuer la route ensemble. Mon inconscient m'envoie même quelques signaux d'alerte par le biais de mes rêves.

Bref, toujours est-il qu'un petit mois après nos « retrouvailles », je pris de nouveau rendez-vous avec la médium karmique, mais cette fois, pour lui poser quelques questions complémentaires sur son parcours, lui faisant part de mon souhait de relater notre entretien dans mon livre. Cette dernière accepte avec joie, et j'irai accompagnée de Simon.

Nous arrivons donc ensemble au rendez-vous. Christine commence par me questionner, me demandant si des choses ont « bougé » pour moi depuis notre entrevue. Je lui réponds que mes nuits ont été bien agitées, me réveillant régulièrement littéralement « en nage » à cinq heures du matin. Je lui parle également de la décision de Simon.

… En effet… Pas mal de choses se sont passées !

Nous sommes un peu pris par le temps, alors je commence à interroger Christine sur son parcours, un peu « confusionnée » de me retrouver de nouveau ici, cette fois avec Simon !

Bon… alors… Comment êtes-vous devenue « Médium Karmique », Christine ?

« Tout a commencé en février 2016, j'étais alors professeur au lycée hôtelier de La Rochelle. En vacances dans les Pyrénées, cela faisait quelques jours que j'avais un sommeil très perturbé et que j'étais éveillée à trois heures pétantes ! Une énergie débordante m'empêchait de retrouver le sommeil. Un matin, alors que j'écoutais London Grammar pour me rendormir, j'ai senti mon corps se soulever… me retrouvant en lévitation au-dessus de mon lit ! Cela peut paraître incroyable, surtout sachant que j'étais moi-même assez terre à terre à cette époque-là ! S'ensuivit une sensation de connaissance immense, difficile à expliquer… Toujours est-il que j'ai reçu le message clair que ma vie allait changer radicalement, et j'ai même reçu l'information de la date de ma mort… relativement proche. Mais je n'ai aucunement peur de la mort, je sais maintenant que la mort n'est qu'un passage, une étape. Nous choisissons tout avant notre naissance, même la date de notre mort.

Ce que j'ai vécu porte le nom de "Kundalini", ce qui correspond à un éveil très fort et soudain. Des connaissances et facultés démultipliées très subitement ! Ce qui peut être vraiment très déstabilisant ! »

Cette Kundalini qu'a vécue Christine fait fortement écho à Simon ; en effet, ce dernier se retrouve complètement dans le témoignage de celle-ci… En effet, ce qu'il a vécu le matin de notre rencontre n'est autre que cette fameuse Kundalini dont parle présentement Christine.

Alors, c'est là que vous avez décidé de changer de voie ?

« Oui, disons que je n'avais plus vraiment le choix, c'est comme si j'étais quelqu'un d'autre, comme si l'Univers m'avait secouée d'un coup. Et puis, je connaissais désormais la date de ma mort, et l'échéance était courte. J'avais une mission. La mission d'aider les gens, mais autrement. D'ailleurs, en reprenant mon activité au retour de mes vacances, j'ai fait ce qu'on appelle un "Burn-Out". Je ne suis donc plus retournée au lycée hôtelier et ai décidé d'entreprendre une formation en Sophrologie. C'était facile pour moi, comme une évidence. J'ai ouvert mon cabinet dès l'obtention de mon diplôme.

À la suite de ma formation, j'ai commencé à avoir des visions pour le moins surprenantes, encore une fois : des visions de mes vies antérieures, puis celle des personnes que je côtoyais ou que je rencontrais. Des visions assez précises, comme des flashs. Tout était toujours en lien avec ce qu'ils vivaient dans leur vie actuelle, comme si les choses se répétaient tant que les traumatismes passés n'étaient pas réglés. »

Vous êtes donc aujourd'hui Sophrologue et Médium Karmique, alors que vous étiez quelqu'un que vous définissez comme « terre à terre » avant cette Kundalini. Quel est le message que vous souhaitez faire passer aujourd'hui ?

« Que nous sommes avant tout une âme dans un corps physique, et que l'âme est éternelle. »

Là-dessus, nous remercions Christine, puis repartons bras dessus bras dessous avec Simon, et s'ensuivirent pas mal de rebondissements. Il a en effet traversé à la suite de tout cela une période très sombre, beaucoup de peurs et de culpabilités ont ressurgi après une forte fièvre, s'ensuivit une grosse période d'isolement et de dépression que certains appelleraient « la nuit noire de l'âme[26]. »

---

[26] La nuit noire de l'âme est une période de désolation spirituelle totale, de déconnexion et de vide durant laquelle une personne se sent totalement séparée du Divin. Ceux qui traversent cette situation se sentent totalement perdus, désespérés et mélancoliques.

Il se peut que l'enfermement après sa Kundalini ait perturbé conséquemment ce dernier.

À la suite de tout ça, Simon a souhaité que nous allions voir Laurent, un autre médium situé sur Saintes, ma ville natale. Laurent est un praticien très réputé en qui Simon a confiance également. En effet, sans rien lui dire de ce qui est ressorti avec la précédente médium, ce dernier nous a dit exactement la même chose : que nous étions juifs, et mari et femme dans une vie antérieure, etc.

Tout de même très troublant, tout ça. Quoi qu'il en soit, même s'il semble en effet qu'un lien fort nous ait unis par le passé, ce n'est plus le même qui nous unira dans cette vie-là. Simon est revenu vers moi, tentant de me rassurer, mais durant ce temps, j'ai pris pleinement conscience que je ne souhaitais pas continuer ma route aux côtés de Simon, même si j'ai beaucoup de tendresse à son égard. Je pense que Christine avait raison, c'était ce qu'on pourrait appeler « une relation de guérison ». Ce qui est sûr, c'est que cette rencontre nous aura fait sacrément travailler sur nous, ensemble, et chacun de notre côté. J'ai constaté également que, depuis la découverte de cette vie antérieure, les patients que j'accompagne me confient parfois s'être retrouvés « projetés » dans une autre époque au cours de la séance, dans des situations rappelant étrangement leurs blocages dans cette vie-ci. Il n'y a peut-être pas toujours besoin de revenir dans nos vies précédentes pour régler des choses dans l'« ici et maintenant », mais force est de constater que les prises de conscience de certaines mémoires karmiques peuvent parfois être un tremplin salutaire dans notre évolution.

LA KUNDALINI
DE CHRISTOPHE MILLET

Arrivant bientôt au bout de la rédaction de mon livre, je fais de nouveau une « étrAnge » rencontre.

C'est lors d'une séance de méditation sonore, que nous avons maintenant l'habitude de proposer régulièrement avec Cathy, que j'appris l'existence de Christophe Millet, un « micro-kiné », qui travaille principalement sur le « corps énergétique », et dont Cathy me dit beaucoup de bien.

Après ce que je viens de vivre, je me dis qu'un petit soin énergétique ne me fera pas de mal. Le rendez-vous est pris pour le mois d'août.

Je rencontre alors ce kiné atypique, assez curieuse d'expérimenter une nouvelle méthode.

Durant le soin, je ressens beaucoup de chaleur. Christophe verbalise des dates qui ressortent… des dates liées, selon lui, à des traumatismes qui auraient pu former des sortes de « nœuds énergétiques ». Outre l'adolescence, l'épisode marquant qu'il perçoit remonte huit mois en arrière. Je ne mets pas longtemps à comprendre que c'est en effet la période où j'ai rencontré Simon. Je lui parle donc de ce qu'il m'est arrivé quelques mois auparavant, cette rencontre surprenante dans le cadre de mon livre… et du coup, ma relation de guérison, comme dirait Christine Chassagne, avec cet homme visiblement en pleine « Kundalini sauvage »…

Ce dernier m'écoute avec beaucoup d'attention et m'interroge :

« Vous écrivez un livre ? Vous y parlez de la Kundalini qu'a vécue cet homme ? Très intéressant ! Vous savez que, moi aussi, j'ai vécu une Kundalini… mais votre ami semble avoir vécu une Kundalini sauvage ; pour ma part, j'ai reçu une Kundalini transmise par un Maître. En tout cas, sachez que je serais curieux de vous lire ! »

Très intéressant. Je propose alors à Christophe de revenir l'interroger à ce sujet… Peut-être que je peux finir mon livre là-dessus ! Après tout, je sais maintenant qu'il n'y a pas de hasard, il n'y a que des rendez-vous. En attendant, je ressors du soin un peu « groggy » et rentre me reposer avant de m'endormir rapidement et profondément.

Je reviens donc le voir un mois après, très curieuse et pressée qu'il me raconte son expérience :

Parlez-moi enfin de cette transmission de Kundalini, et expliquez-moi comment tout ça a commencé !

Voici son témoignage :

« J'ai rencontré mon maître de transmission de la "Chaktipat" en 2014 à Camarès, dans le sud de la France, près d'Albi.

Au départ, je ne voulais pas le rencontrer. Ma première femme avait reçu la Chaktipat deux ans auparavant, je la voyais méditer tous les jours en récitant des mantras en sanskrit, alors qu'elle ne connaissait pas le Sanskrit, et prenait des postures de Yoga qu'elle était incapable de réaliser en dehors de ses périodes de méditation. Lorsqu'on reçoit la Chaktipat d'un maître réalisé du "Siddha Maya Yoga" (le Siddha Yoga est une pratique spirituelle issue de l'Hindouisme et visant à réaliser la présence de la divinité en soi et dans la création), on reçoit tout des techniques de Yoga sans jamais l'avoir appris auparavant ! Sans avoir à faire les techniques de "Pranayama Yoga" (le Pranayama est la discipline du souffle au travers de la connaissance et le contrôle de l'énergie vitale universelle) ni quoi que ce soit d'autre. On reçoit tout directement. Il faut savoir avant toute chose que les techniques de Yoga n'ont qu'un seul but : celui de nous amener à l'éveil, puis à la réalisation. Mais parfois, on peut mettre dix ans, quarante ans, deux vies ou plus pour obtenir ça… Quand on reçoit la Shakti, tout est donné ! On nous transmet cette grâce divine, et tout est là. C'est un confort exceptionnel… C'est un diamant qui nous est offert, il faut en prendre soin en méditant quotidiennement. C'est indispensable, c'est un engagement envers notre maître… envers celui qui nous a transmis cette grâce divine. (On appelle un maître réalisé un être qui a dans chacune de ses cellules inscrit le "Divin" qu'on pourrait appeler également la "Conscience Universelle", chacun mettra ses mots en fonction de ses cultures.)

L'année suivante, Gourougi, le fameux Maître réalisé qu'avait rencontré ma femme Émilie un an auparavant, revient en France. Émilie s'inscrit donc à la première session et me propose de m'inscrire également. Pas très chaud au début, je lui réponds que ça ne me parle pas, je suis trop dans le mental et je ne pense pas réussir à me laisser aller. Méditer, c'est pas pour moi. Mais elle m'inscrit quand même. Arrive donc le jour de la rencontre, mais une fois sur place, j'exprime à ma femme mon souhait de ne pas y assister… J'ai entendu dire qu'il y avait des gens qui criaient, j'ai peur de me moquer et de ne pas me sentir du tout à ma place ! Mais cette dernière finit par me convaincre et je me rends donc à la méditation.

La méditation a débuté à vingt-deux heures et s'est terminée à deux heures du matin. Je n'ai rien vu passer. La claque de ma vie. J'ai infusé ce qu'était le Divin durant cette transmission, mais c'est un bouleversement incompréhensible par le mental et, par là même, très difficile à expliquer avec des mots… Je suis donc sorti après presque cinq heures de méditation. J'ai regardé la Lune et je me suis dit en moi-même : "Qu'est-ce qui se passe ?" Je n'attendais rien, j'avais l'impression d'être heureux avant ça. C'est vrai que j'ai eu une vie vraiment galère jusqu'à mes quarante ans, mais depuis quelques années, tout roulait pour moi… J'exerce un métier qui me plaît, je suis l'heureux père de deux magnifiques petites filles, je me sens épanoui dans ma relation avec Émilie… Je n'attendais rien de plus, la vie me satisfaisait comme ça. Je n'étais pas du tout croyant avant cela, mais après cette expérience, la première chose que j'ai "pensé", c'est : "J'ai trouvé la Maison. Elle est là. Là où je suis maintenant. Le Divin. Tout est là."

J'ai été totalement retourné. Ce que je peux dire aujourd'hui, c'est que si on devait m'enlever cette grâce, il faudrait aussi m'enlever le souvenir de cette transmission, sans quoi la vie me semblerait trop fade après cela… La Shakti permet de révéler notre âme. De retourner à la source, à la conscience du Tout !

La Kundalini est symbolisée comme un serpent enroulé trois fois et demie sur lui-même, à la base de la colonne vertébrale, où sont logés les sept chakras principaux. Ce serpent a la tête en bas, il représente l'énergie divine en sommeil, cette énergie présente en chacun de nous, qui n'attend que d'être révélé. La transmission de la Chaktipat lui permet de relever la tête et nous amener à cette réalisation. »

Cette Kundalini, transmise par un maître réalisé, semble bien plus sécurisée que la Kundalini sauvage évoquée auparavant !

« Oui, bien sûr, justement, le maître est là pour régler l'intensité, pour ajuster au fil du temps… cette expérience pouvant être extrêmement déstabilisante, c'est une perte de repères totale qui doit être très sécurisée pour éviter des internements en hôpital psychiatrique, par exemple… »

Le moins que l'on puisse dire, c'est que ça donne envie de vivre cette expérience ! Miraculeuse, pourrait-on dire…

« Ah oui, en effet, les miracles existent. Patricia, une amie qui, à l'époque, était en fauteuil roulant et condamnée à ne jamais remarcher selon les médecins, a reçu elle aussi la Chaktipat et a eu la chance de rencontrer des grands maîtres réalisés avec de grands pouvoirs de guérison. Aujourd'hui, elle remarche grâce aux soins des Yogis qui l'ont accompagnée.

Cependant, il ne faut pas faire d'amalgame… Le but de la Chaktipat est de s'éveiller. Certains Yogis sont axés sur la guérison uniquement, c'est à eux qu'il faut s'adresser pour guérir. »

Je remercie Christophe. Encore un témoignage très intéressant. Voilà une expérience que j'aimerais vivre…

Aussi, je sens que le soin de ce microkiné extraordinaire a débloqué des choses. Les synchronicités reprennent de plus belle…

Et le terme « Kundalini » ne m'est plus étranger. L'énergie Kundalini est donc en quelque sorte l'énergie cosmique (qualifiée de divine pour certains) tapie au sein du microcosme humain. Une énergie qui est la racine de tous les pouvoirs latents de l'être et le flux créateur de la Conscience, la puissance de la Vie elle-même.

Kundalini signifie « la lovée ». À l'instar du témoignage de Christophe, on retrouve dans toutes les illustrations cette image d'un serpent enroulé trois fois et demie sur lui-même, endormi dans le lieu qui, chez la femme et l'homme, correspond à l'élément terre : la base de la colonne vertébrale.

Le déploiement de la Kundalini conduit donc à l'éveil spirituel du pratiquant. Mais mieux vaut qu'elle se passe en douceur au vu des témoignages des intervenants du livre ! Je pris également conscience, du fait de mon expérience avec Simon, que le simple contact avec un être ayant vécu une Kundalini, qu'elle soit sauvage ou transmise, permet de vivre collatéralement dans une dimension où l'espace-temps n'existe plus.

Dès que la Kundalini est réveillée par des techniques appropriées, elle se déroule et s'élève donc graduellement le long de la colonne vertébrale, perçant successivement un certain nombre de centres (chakras). Ce processus relie progressivement le pratiquant aux aspects les plus subtils de lui-même (j'ai l'image de l'arbre et de sa sève). Et lorsque cette ascension s'épanouit au sommet de la tête, le but est atteint. L'unification au « principe universel » est achevée.

« *Entraîne-toi à penser dans les deux mondes à la fois, de deux manières diffé-rentes. Dis-toi que, la nuit, le dormeur observe ses rêves, mais qu'une fois réveillé, ce sont ses rêves qui l'observent, le suivent, et se mêlent à sa vie. Essaie de modifier ta perception et tu verras le monde avec des yeux magiques.* »

Proverbe amérindien

LES MÉDECINES ANCESTRALES DE LA FORÊT AMAZONIENNE ET LA « CONSCIENCE ÉLARGIE »

Je tenais à terminer cet ouvrage en revenant sur un sujet, parfois peut-être un peu galvaudé, mais qui me tient particulièrement à cœur : le chamanisme et les « médecines spirituelles », qui peuvent, lorsqu'elles sont bien accompagnées, et rencontrées « en conscience », se révéler de grands alliés de cette voie sacrée.

Cet « appel intérieur » de la voie chamanique m'a d'abord poussé à entreprendre durant plusieurs années une « initiation » en soins énergétiques traditionnels mongoles, auprès de Christine Daux, une femme Chamane que le destin a mise, grâce à Dieu, sur ma route.

Il me semble en premier lieu utile de rappeler que le chamanisme est un ensemble de formes de médiations entre les humains et les esprits. Les traditions animistes et chamaniques ne sont pas des traditions religieuses distinctes, mais elles participent toutes deux à une compréhension du monde, par des expériences spirituelles ou symboliques. Des travaux scientifiques considèrent qu'il s'agit d'une pratique qui implique qu'un pratiquant atteigne des états de « conscience élargi » afin de percevoir et d'interagir avec ce qu'il considère être un monde spirituel, et de canaliser des énergies transcendantes présentes dans ce monde, ceci dans le but de servir sa communauté.

En effet, le chamanisme invite l'individu à entrer en connexion directe avec ses alliés spirituels et l'aspect divin de sa personne. Il permet, par la même, de développer l'intuition, la clairvoyance et une relation plus directe avec ses guides et « la conscience Universelle ».

Les plantes maîtresses, telles que l'Ayahuasca, ou bien encore le tabac, peuvent être, parfois, de précieux alliés de chamans, ou hommes-médecines, qu'on nomme aussi Curandero, Pajé, ou Maestro. Je vous présenterai à la fin du chapitre un de ces « médecins spirituels » originaires du cœur de la forêt amazonienne, et son précieux message. Le docteur Olivier Chambon apportera également ici de riches éclairages sur les vertus de ces médecines, mal connues de la société occidentale.

Il est évidemment fortement recommandé de rencontrer ces plantes sacrées en forêt amazonienne, et auprès d'un curandero de confiance, connu et reconnu dans ce « domaine de transmission ». Seuls certains chamans sont aptes à travailler avec ces plantes maîtresses.

Je précise également que la consommation de ces plantes médicinales n'est pas légale en France, même si le tabac est vendu à tous les coins de rue, additionné de goudrons et autres produits chimiques, en toute légalité !

Le tabac pur, considéré comme une médecine ancestrale très puissante, lui, est interdit.

Je pense qu'il est intéressant de savoir que le tabac fut l'une des toutes premières plantes domestiquées par l'homme. Mais il est, à l'origine, une plante médicinale. Sacrée, et précieuse. Elle est employée en Amazonie pour ses remarquables bienfaits, tant sur l'âme que sur le corps. Inhalées, mâchées, prisées ou infusées, les feuilles de tabac forment un « pont » entre le monde des hommes et celui des esprits et sont donc utilisées par chamans et « sorciers ».

Le tabac avait aussi une fonction symbolique : on connaît tous le « calumet de la paix » fumé par les Indiens… C'est par la pipe que les Indiens d'Amérique du Nord le fumaient, tandis que ceux du Sud fumaient aussi les feuilles séchées, enroulées… c'est sur ce modèle que furent créés les cigares modernes. La plante était également réputée pour ses innombrables vertus médicinales. Il fait en effet partie des rares plantes à être présentes (sous formes de traces de son ADN) dans toutes les autres du règne végétal. Il est donc sûrement « à l'origine » de ce règne, connecté donc à toutes les plantes et tous les plans, et par cette intelligence de la divine nature, a su trouver une stratégie d'adaptation afin de préserver sa survie et son espèce. Ainsi sont régies les lois de l'équilibre, de l'harmonie et de l'évolution.

Le tabac est pour certains guérisseurs leur plante maîtresse essentielle et on les désignera alors par le terme de « tabaquero ». Cependant, il s'agit rarement d'une utilisation isolée. Autour de l'usage du tabac, de nombreuses autres pratiques rituelles ou de soins peuvent s'articuler, et l'esprit du tabac peut s'associer aux esprits de l'eau, de la terre, de l'air et du feu.

Pour apporter également quelques précisions sur cette « plante maîtresse » nommée « Ayahuasca », ou « yagé », il faut déjà savoir que c'est une décoction à base de lianes traditionnellement consommées par un grand nombre de cultures indigènes de l'Amazonie, qui la sacralisent et lui allèguent une capacité curative, purificatrice et « Divine ». L'ayahuasca se présente sous la forme d'un breuvage épais à la saveur âpre, en raison d'une composition chimique complexe, marquée par la présence d'un puissant psychotrope naturel : la DMT.

L'ayahuasca a pour propriété principale de plonger ses utilisateurs dans un état de conscience et de perception plus ou moins fortement élargie, le plus souvent celui-ci se caractérise par d'intenses perceptions sensorielles et visuelles, elles-mêmes fréquemment accompagnées de nausées et de vomissements dus à la nature astringente et émétique du mélange.

Par extension, « Ayahuasca » est le nom donné aux lianes du genre Banisteriopsis dont l'écorce sert principalement à la composition de cette boisson. Le terme Ayahuasca vient du quechua et est formé de l'agglutination d'Aya et huaska. Il est traduit ordinairement par liane des esprits, liane des morts, ou liane des âmes (Aya : morts, défunts, et par extension âme esprit. Huasca : corde et par extension liane, d'après le médecin équatorien Plutarco Naranjo).

Je retrouve alors le docteur Olivier Chambon, pour enrichir ce chapitre de sa vision très éclairante sur ce sujet passionnant, même si, évidemment, parfois soumis à controverse.

Il me semble important de souligner que le mot « psychédélique » est dérivé irrégulièrement des mots grecs ψυχή psyché « âme, esprit » et δηλείν dēleín « manifester », avec le sens « esprit se manifestant », l'implication étant que les psychédéliques peuvent développer les potentiels inutilisés de l'esprit humain, via une conscience augmentée.

Je rappelle que la présentation du docteur Olivier Chambon, ainsi que ses nombreux ouvrages, sont décrits au sein du chapitre « Olivier Chambon, un psychiatre hors-normes ».

Voici donc la prolongation de son témoignage :

En quoi cette fameuse plante maîtresse nommée Ayahuasca, ou d'autres médecines psychédéliques, peuvent-elles aider les gens selon vous ?

Leur principal atout est de permettre d'entrer en contact avec de vastes champs de la conscience. Pas seulement avec notre petite conscience personnelle, mais avec la conscience universelle, qui informe tout, et qui donne forme à tout.

On pourrait comparer la conscience individuelle à un tourbillon qui s'est formé dans l'océan de la grande Conscience principale. En tant que tourbillon, elle semble séparée du grand océan de la Conscience, mais en fait tout est fait de la même « essence ». Les substances psychédéliques sont donc des élargisseurs de conscience, qui permettent de se connecter à d'autres consciences (végétales, animales, humaines, etc.) et à d'autres dimensions ou réalités parallèles (esprits, inconscient collectif, etc.) jusqu'à s'unifier avec la grande conscience originelle. Les archétypes, les symboles, les mythes, et toutes les structures informationnelles qui existent peuvent alors se relier à la conscience individuelle. Cette dernière retrouve alors « ses racines et ses ailes »…

Ce débit de ressources et d'énergie incommensurable, évidemment, ça soigne, ça guérit, ça apprend, ça transforme ! Ce flux de conscience qui arrive dans un corps malade ou coupé de sa nature profonde apporte ce qu'on appelle de la « néguentropie » (la néguentropie est une « entropie négative », une variation générant une baisse du degré de désorganisation d'un système), c'est-à-dire de l'ordre, de l'information et de l'énergie.

Oui, c'est « le jeu Divin ». Les psychédéliques permettent de « reprendre connaissance », de « se souvenir » de notre nature originelle. Mais, si on n'oubliait pas, on ne chercherait pas à se rappeler ! Pour pouvoir jouer à « reprendre conscience » et jouer avec les différentes formes de la conscience, il faut perdre conscience. Il faut qu'il y ait « oubli »…

Les compréhensions profondes engendrées par ces substances seraient-elles dues selon vous aux « molécules » uniquement, ou bien également aux esprits qui les habitent ?

Les molécules ne sont que des clés qui ouvrent des portes et qui créent des connexions, ce ne sont pas les molécules qui créent le contenu des expériences : la beauté, l'amour, l'harmonie, la lumière, l'intelligence des phénomènes vécus. Vous ouvrez une porte avec une clé, admettons que la clé soit la molécule qui arrive sur le récepteur neuronal ; en ouvrant la porte, on découvre tout un monde, mais ce n'est pas la clé qui a créé ce monde. La clé n'a fait qu'ouvrir la porte donnant à ce monde. Dire qu'un neurone crée une expérience serait une vision matérialiste, considérer que la matière crée la conscience est une vision qui va plutôt à l'encontre de toutes les découvertes sur les expériences extraordinaires de la conscience.

Pourquoi, selon vous, appelle-t-on l'Ayahuasca « la liane des morts » ?

Car elle permet cet élargissement de conscience, mais tout ce qui élargit la conscience nous met en contact avec l'esprit des défunts, avec d'autres mondes, d'autres esprits. Que ce soit des esprits terrestres, des esprits décédés, des esprits extraterrestres, etc.

Mais toutes les formes de chamanisme ont toujours voué un culte aux ancêtres, et il n'utilisait pas toujours de l'Ayahuasca pour s'y « relier ».

Les expériences de mort imminente peuvent également révéler ses connexions aux ancêtres et à d'autres formes d'esprits…

Oui bien sûr, les expériences de mort imminente s'apparentent d'ailleurs parfois à certaines expériences psychédéliques. Ce sont des états particulièrement élargis de conscience, qui mènent à des mondes qui peuvent être identiques parfois. Une EMI n'est pas l'équivalent strict d'un voyage psychédélique, mais ils peuvent parfois explorer les mêmes mondes « alternatifs ».

Aussi nous parlons ici de l'ayahuasca plus spécifiquement, mais tout est psychédélique par essence. Le chocolat, le tabac, l'alcool, etc. Tout dépend de la façon dont nous l'utilisons et l'intention qui l'accompagne. D'ailleurs, certains Soufis utilisaient le vin dans un contexte cérémonial spécifique pour entrer en état élargi de conscience. Nous pourrions même dire que la respiration même est psychédélique. Prenons l'exemple du psychiatre Stanislav Grof : lorsque le LSD a été interdit, le docteur Grof a créé une méthode qui s'appelle la « respiration holotropique » pour se relier à ce grand champ de conscience informationnel.

Quelle différence faites-vous entre l'approche chamanique et les courants de pensée non dualistes tels que l'hindouisme par exemple ?

Dans mon livre intitulé *Psychothérapie et Chamanisme*, j'ai distingué trois mondes :

– Le monde extraordinaire
– Le monde du rêve, dit le monde des archétypes, le monde des chamans
– Et le monde de l'« Esprit » qu'on pourrait appeler « non duel ».

On retrouve d'ailleurs ces trois « mondes » décrits dans le bouddhisme sous une autre forme. Je fais ici des descriptions assez grossières, et évidemment, tout se rejoint au bout du compte…

(Le sujet est développé dans le livre cité ci-dessus, mais également dans le livre *L'Éveil Psychédélique* de manière encore plus approfondie.)

Tout ça pour dire que dans le chamanisme, il y a encore une forme de dualité, mais c'est une dualité beaucoup plus fluide et créative, avec une « conjonction des opposés » et conception paradoxale de la réalité, qui n'enferme pas dans un seul « canal de réalité », mais qui est « multi-canal », ou multidimensionnelle si vous préférez. Mais il est tout à fait possible d'atteindre cet état d'Unité « hors espace-temps » dont vous parlez, avec ces médecines chamaniques, ou d'autres voies d'élargissement de conscience.

En fait, les psychédéliques permettent les trois. On peut rester assez proche de la conscience individuelle, on peut aller également dans le monde de l'inconscient collectif, c'est-à-dire le monde du rêve, le monde des chamans, et pour finir, on peut aller dans le monde de l'Esprit « avec un grand E », au sein duquel il n'y a plus de dualité sous aucune forme.

Merci beaucoup pour tous ces éclairages très riches, souhaitez-vous partager encore quelque chose qui vous tient à cœur avec les lecteurs ?

Je dirais profitez de chaque instant, chaque « moment présent », car la conscience pure n'est perceptible QUE dans le moment présent. Si vous êtes dans la conscience du passé, ça s'appelle un souvenir, et si vous êtes dans une conscience du futur, ça s'appelle une attente ou une anticipation, mais ce n'est pas la nature de la conscience pure que vous êtes. Donc apprenez à rester centrés dans le présent tel qu'il est : méditez, contemplez, remerciez, soyez présents, attentes ou idées pré-conçues. L'instant présent, c'est là où se trouve tout. Comme on dit, « le présent est un cadeau », par définition. Développez n'importe quelle méthode qui vous parle à vous, corporelle, mentale ou émo-tionnelle, adoptez un regard sans jugement, cessez de vouloir vous transformer, simplement : « devenez plus conscients » !

Bref, accompagnons-nous avec bienveillance dans la traversée de l'existence…

Voilà un témoignage passionnant, à l'image de tous les partages et écrits de cet éminent médecin « qui sort un peu des clous » si je puis dire.

Pour ma part, ayant été à la rencontre d'un curandero péruvien, et vécu à ce jour plusieurs retraites en immersion dans la forêt, j'ai relaté ma première « diète de plantes » dans un ouvrage collectif intitulé « À l'encre de l'Esprit », publié chez JDH Éditions en octobre 2022. Le titre de la nouvelle étant « Le serpent de la connaissance ».

Pour compléter le contenu déjà très riche sur ce sujet, j'ai souhaité donner la parole à un « homme médecine » issu du peuple « Noke Kuin », du cœur de la forêt amazonienne : Pana Kamanawa, fils du Pajé Kaku Kamanawa

J'ai eu également la joie immense d'aller à la rencontre de cette tribu dernièrement, et de rencontrer ces « médecines » sacrées préparées et transmises par leurs soins. Encore une fois, les mots sont incapables de traduire ce que j'ai vécu, qui est bien au-delà de toute compréhension mentale.

Tout d'abord, il faut savoir que les Noke Kuin, également connus sous le nom de Katukina, sont un peuple indigène résidant dans la forêt amazonienne brésilienne. « Cousins » des Huni Kuin, le peuple Noke Kuin se compose de six familles, dont la tribu « Kamanawa ». Également appelés « le peuple du Jaguar », ils sont connus pour leur riche héritage culturel et leurs chamans ancestraux (pajes) qui partagent leurs pratiques traditionnelles dans le monde entier.

Aussi, à l'heure de l'urgence climatique, les peuples autochtones se font de plus en plus entendre à l'international. À juste titre : si leurs territoires n'occupent qu'un quart de la planète, ils protègent 80 % de la biodiversité mondiale, faisant d'eux de véritables gardiens de la Terre.

Si leur culture et leurs sols ont été détruits ou menacés depuis des siècles, les choses commencent à s'améliorer. En septembre 2023, les autochtones ont notamment remporté une victoire législative historique : la Cour Suprême brésilienne a conforté leur droit sur leurs terres, en rejetant les positions défendues par le secteur de l'agro-négoce. Ce dernier souhaitait réduire la protection des terres ancestrales et limiter la reconnaissance de nouvelles réserves indigènes. Trois mois plus tard, la ministre des Peuples autochtones a été nommée cheffe de la délégation brésilienne à la COP28, une première ! Qui donne de l'espoir pour la suite…

Mais comme de nombreuses communautés indigènes à travers le monde, les Noke Kuin luttent encore pour survivre à la déforestation, à l'éradication culturelle et même à l'extinction physique. Nous pouvons tous soutenir le peuple Noke Kuin en les aidant à soigner leurs terres et à permettre l'indépendance culturelle dans un environnement durable honorant leurs traditions, pour leurs enfants et les générations futures.

Si vous souhaitez leur venir en aide, vous pouvez également aller visiter le site de l'association « Vari Vena » (qui signifie « nouveau soleil » dans la langue Noke Vana du peuple Noke Koî), et participer par vos dons à la sauvegarde de leurs terres et de leur culture.

Les Noke Kuin entretiennent une profonde connexion spirituelle avec, entre autres, l'Ayahuasca, mais également :

Le Kambo :

Que les hommes-médecines amazoniens appellent également « le vaccin de la forêt ». Le Kambo est le poison qui vient de la grenouille géante « Phyllomedusa bicolor » qu'elle sécrète par la peau. Cette grenouille vit dans les hautes altitudes d'Amazonie. En raison de sa toxicité élevée, elle n'a pas à se soucier des prédateurs. Même les serpents font de grands détours pour l'éviter. L'absence de prédateurs naturels a engendré l'augmentation exponentielle de la population de cette grenouille. Les pattes de la grenouille sont massées afin de stimuler la production de poison. La substance empoisonnée de sa peau est délicatement récoltée et déposée sur des petites assiettes plates en bambou, où le poison est laissé à sécher. Quand les Indiens ont récolté assez de poison, ils libèrent la grenouille dans la nature. On prend grand soin de ne pas blesser la grenouille pendant la récupération du poison. Le Kambo séché est alors mélangé à un peu de salive ou d'eau, ce qui lui donnera une apparence gélatineuse. Il pourra ensuite être appliqué sur la peau par petites touches. Le Kambo est composé de nombreuses substances différentes, dont chacune a son propre effet sur le corps humain. Il contient un taux élevé de peptides (protéines), comme les familles peptides : bradykinine (phyllokinine), tachykinines (phyllomedusine), caeruleine, sauvagine, tryptophyllines, dermorphines, deltorphines et bombesines.

Le venin provoquerait une « évacuation des toxines » emmagasinées dans le corps, contribuerait à renforcer le système immunitaire et apaiserait les maux liés à des traumatismes psychologiques.

Le Rapé :

Le Rapé est une médecine ancestrale de la forêt amazonienne qui possède de nombreuses vertus. Il se présente sous forme de poudre très fine préparée à base de tabac séché (de nombreux bienfaits du tabac étant déjà présentés un peu plus haut) et de cendre de bois de plusieurs arbres sacrés d'Amazonie.

Dans la cosmovision indigène, celui qui reçoit le Rapé reçoit une forte énergie qui le connecte à la force de la Terre et de ses ancêtres. L'esprit de guérison du Rapé nettoie l'individu des maux et éloigne les mauvais esprits.

Le Sananga :

Le Sananga est fabriqué à partir des racines et de l'écorce de l'arbuste Tabernaemontana undulata. La racine et l'écorce de cette plante proviennent des tribus Kaxinawá et Yawanawá. Ce médicament puissant et sacré est utilisé pour guérir les maux physiques et spirituels en dégageant l'esprit et les énergies et en obtenant un nouveau mode complet de perception et de concentration. Ce nettoyage puissant des yeux facilite de nombreux niveaux de guérison : physique, mental, émotif, psychologique et spirituel/énergétique. L'ingrédient actif agit directement sur les causes profondes de la maladie, dilue les énergies qui créent Panema (l'énergie négative), conditions de dépression et psychosomatiques. Sur le plan physique, il nettoie et rafraîchit les yeux et a été utilisé dans le traitement de diverses affections : glaucome, cataracte, astigmatisme, conjonctivite, yeux secs et rouges, photophobie, infections oculaires, sinusite et maux de tête chroniques. Il peut également être un grand allié dans le traitement de la douleur chronique. En termes d'amélioration visuelle immédiate, il donne à l'environnement une plus grande texture et la profondeur, l'amélioration de la perception des couleurs et la définition de l'image. Sur un autre plan, il peut faciliter l'ouverture du troisième œil, nettoyer et élargir votre aura, et équilibrer les chakras ; en gardant un équilibre, émotionnellement, mentalement, psychologiquement et spirituellement.

Ces « médecines sacrées » et ces pratiques sont donc au cœur du travail de guérison spirituelle du « peuple du Jaguar », dont le but ultime est de nous « reconnecter » à notre seul et vrai « Soi ».
Je questionne ici Pana Kamanawa, qui conclura de manière simple et sincère cet ouvrage.

Quel message aimeriez-vous partager au monde ?

Le monde doit écouter les gardiens de la forêt. Notre culture et notre spiritualité sont la voie vers un monde meilleur. Le message principal que nous aimerions faire passer au monde est de ne pas détruire notre mère la Terre ! La forêt ! Les animaux ! Nous devons prendre soin de notre biodiversité, et respecter chaque croyance, chaque nation, chaque religion. De cette façon, nous pouvons apporter la paix et l'unité.

En quoi les médecines des plantes de la forêt amazonienne peuvent-elles aider les gens selon vous ?

Les Médecines de la forêt amazonienne peuvent aider, entre autres ! Car ce sont des portails pour nous permettre de renouer avec nos ancêtres, avec toute la spiritualité et l'Univers. Pour que les gens puissent reconnaître leur origine, et se libérer.

Mais ce ne sont « que » des médicaments sacrés, qui viennent de la nature. Le pouvoir que portent ces médicaments vient du Grand Esprit que notre peuple appelle « Koka pino txari ».

Vous commencez à voyager partout dans le monde pour partager cette sagesse de votre peuple et de la forêt, pourquoi maintenant ?

À l'époque dans laquelle nous vivons, les gardiens des cultures ancestrales du cœur de la forêt doivent transmettre des messages au monde, sinon l'Homme détruira la Terre entière de ses propres mains. Nous avons commencé à voyager dans d'autres pays parce que nous voulons éveiller les gens, les guérir, afin qu'ils puissent vivre heureux et libres.

Vos chants et vos médecines participent à notre connexion à la Joie, et nous permettent d'entrevoir une réconciliation profonde avec nous-mêmes, et avec Tout ce qui Est. Pensez-vous que nous puissions réellement vivre en permanence dans un état de paix et de joie inconditionnelle ?

Nos chants, nos prières, l'énergie que nous transmettons est la guérison qui vient de la forêt. Ces transmissions de notre peuple permettent une thérapie spirituelle qui peut vraiment permettre une nouvelle vision des choses. Cela peut apporter de nouvelles idées. Nous pouvons trouver de nouvelles directions.

Pour maintenir cet état de paix, nous devons écouter notre cœur dans le Présent, faire le bien, et nous connecter à la nature…

Nous devons retrouver la lumière du Grand Esprit !

Vari vari !

Ces précieux témoignages clôturent maintenant ce livre.

Pour l'heure, je n'arrive pas vraiment à trouver les mots pour exprimer cette grâce incommensurable que ces porteurs de « l'Esprit du Jaguar » ont pu insuffler au mien. J'ai d'ailleurs relaté les prises de conscience engendrées par ces médecines psychédéliques, ainsi que les « enseignements » de ces plantes sacrées, sous forme d'un roman initiatique intitulé *Rien de réel ne peut être menacé*, publié également chez JDH Éditions.

Peut-être pourrais-je résumer ainsi :

Après avoir traversé « mes enfers illusoires », au fil de ces nombreuses retraites en forêt, accompagnée par ces « plantes sacrées », je crois que je commence à comprendre ce que signifie vraiment le mot « Dieu »…

PRIÈRE AUX QUATRE DIRECTIONS

« Créateur c'est moi qui te parle. Merci pour le lever du soleil d'aujourd'hui, pour le souffle et la vie en moi, et pour toutes tes créations. Créateur, entends ma prière, et honore ma prière.

Alors que le jour commence avec le soleil qui se lève, je demande, Esprit Gardien de l'Est, frère Aigle, sois avec moi.

Vole haut alors que tu portes mes prières au créateur. Puissent mes yeux être aussi perçants que les tiens, pour que je sois capable de voir la vérité et l'espoir sur le chemin que j'ai choisi. Guide mon pas et donne-moi du courage pour parcourir le cercle de ma vie avec honnêteté et dignité.

Esprit Gardien du Sud, Loup, sois avec moi. Aide-moi à me rappeler d'aimer et de ressentir de la compassion pour tous les hommes. Aide-moi à parcourir mon chemin avec joie et amour pour moi-même, pour les autres, pour les êtres à quatre pattes, les êtres ailés, les plantes et toutes les créations sur la Terre-Mère. Montre-moi qu'il est bon pour moi de prendre des décisions avec le cœur, même si parfois, mon cœur est blessé. Aide-moi à accroître et à nourrir mon estime de moi-même par tous les moyens.

Esprit gardien de l'Ouest, Ours brun, sois avec moi. Apporte la guérison à ce que j'aime et à moi-même. Apporte l'équilibre entre le physique, le mental et le spirituel, pour que je puisse connaître ma place sur cette terre, dans la vie et dans la mort. Guéris mon corps, guéris mon esprit et apporte lumière, joie et conscience à mon esprit.

Esprit gardien du Nord, Bison blanc, sois avec moi. Alors que chaque jour passe, aide-moi à rendre, avec grâce, les choses de ma jeunesse. Aide-moi à écouter le calme, et à trouver la sérénité et le confort dans les silences lorsqu'ils se prolongent. Donne-moi la sagesse pour que je puisse faire des choix sages dans toutes les choses qui se présentent à moi. Et lorsque le moment du changement de monde est arrivé, laisse-moi partir paisiblement, sans regret, pour les choses que j'ai négligé de faire alors que je parcourais mon chemin.

Terre-Mère, merci pour ta beauté, et pour tout ce que tu m'as donné. Rappelle-moi de ne jamais te prendre plus que ce dont j'ai besoin, et rappelle-moi de toujours redonner plus que je prends. »

Prière Lakotas

« Puisse l'arbre de notre vie être fermement enraciné dans le terreau de l'amour. Que les bonnes actions soient les feuilles de cet arbre. Puissent les paroles de bienveillance former ses fleurs et puisse la paix en être le fruit. »

Amma

Voilà. J'ai mis un peu de temps à écrire ce recueil de témoignages que je suis heureuse de vous « livrer » aujourd'hui, mais j'étais loin d'imaginer jusqu'où il me mènerait ! Cette suite d'expériences et de rencontres surréalistes, un peu comme si l'« Univers » me disait :

« Tu veux expérimenter ? Eh bien, tu vas expérimenter ! »

Je me suis pas mal confiée dans ce livre. Je vous suis donc infiniment reconnaissante de m'avoir lue et suis ravie d'avoir partagé avec vous mes diverses expériences, et d'avoir pu vous présenter par ce biais des êtres passionnants et passionnés !

Bien sûr, ayant souhaité vous présenter pas mal d'approches différentes, je n'ai pas approfondi en détail chacune d'elles, c'eût été beaucoup trop long ! Sachant que de nombreux livres développent chaque thème abordé, vous êtes évidemment libres de vous enrichir des lectures citées, dans ce livre ou ailleurs.

Mon livre ne sera peut-être pas parfait, même si j'ai fait de mon mieux. Aussi, sachez que je l'ai avant tout rédigé avec le cœur, et comme l'a joliment dit mon ami Marc Vella dans son livre, *L'Éloge de la fausse note* :

« Accueillir ce qui est et ce qui vient est la seule attitude qui puisse nous aider à avancer dans la vie en toutes circonstances, quelles que soient les fausses notes que nous pouvons faire ou subir. Quoi qu'il arrive, tout est juste. Quoi qu'il arrive, gratitude. »

« Ce qui m'est venu » est ce que je vous ai partagé ici, du mieux que j'ai pu. Aussi, j'espère que vous avez saisi ce que je souhaite principalement faire passer au travers de ces témoignages fascinants : que nous regorgeons de capacités parfois insoupçonnées, que nous sommes des êtres illimités, et immortels !

Expérimentons, ou non, ces États Élargis de Conscience. Choisissons un chemin spirituel, ou non, mais gardons toujours à l'esprit que nous détenons la clé d'un trésor inestimable.

Je suis aujourd'hui convaincue que le hasard n'existe pas, et que la mort et la séparation n'existe pas non plus en réalité. Tout est miracle, la vie est miracle, les miracles sont tout autour de nous si nous choisissons de les voir…

Je n'ai plus peur de la mort. Je sais maintenant qu'on ne perd jamais personne.

Alors, tout va bien. Quoi qu'il arrive, le « Grand Esprit » (que nous sommes également) nous accompagne, et, où que nous pensions être, nous demeurons dans le « Soi ».

J'initie maintenant la partie « méditations guidées » par ces mots, issus d'une de mes chansons qui s'intitule : *Mon Paradis.*

La Nuit m'a soufflé un rêve, un rêve d'éternité
Serions-nous immortels dans cette immensité ?
La nuit m'a soufflé un rêve, un rêve d'humanité,
L'amour est immortel, à la vie il renaît.

L'« Âme à tiers » qui se perd, au fil du temps passé
J'accorde la théorie d'un futur oublié,
Et si grand l'Univers, si profondes ses pensées,
Si confuse matière dans ce monde étriqué.
Et nous, simples mortels, en nos corps si fidèles,

À tout ce matériel qui pollue nos idées,
Saurons-nous voir le ciel, dans cette vie d'hommes pressés ?
Saurons-nous voir le ciel dans cette vie d'oppressés ?
La nuit m'a soufflé un rêve, un rêve d'éternité
Serions-nous immortels dans cette immensité ?
La nuit m'a soufflé un rêve, un rêve d'humanité.
L'amour est immortel. À ma vie, il renaît.

Amélie

MÉDITATIONS GUIDÉES
POUR S'ÉVEILLER
À NOTRE « VRAIE » NATURE

*« Rien de réel ne peut être menacé.
Rien d'irréel n'existe.
En cela réside la paix de Dieu. »*

Un cours en miracle

*« Rien de ce qui est essentiel
ne peut être perdu. »*

Eckart Tolle

INTRODUCTION
AUX MÉDITATIONS GUIDÉES

Notre nature est pur Amour. Si nous lisons ces lignes en ce moment, c'est que quelque chose en nous le sait déjà, même si une autre « conception » de nous, semblant coupée de sa source, appelle fort : « Aimez-moi ! » L'amour que nous sommes a toujours été, et sera toujours. Ce qui est réel ne peut disparaître, seulement sembler rester caché quelque temps. Mais, à l'image d'un diamant qui ne perd jamais son éclat, l'amour inconditionnel ne peut se conditionner en réalité, et la paix inébranlable ne peut s'ébranler.

Selon le mot de Christiane Singer : « L'amour n'est pas un sentiment. C'est la substance même de la création. »

Eh oui, derrière nos illusions de séparation et leurs nuages de souffrance, de rancœurs, de peurs et de culpabilités inconscientes... les étoiles que nous sommes n'ont jamais cessé de briller, et ne cesseront jamais.

Ces méditations pratiques et faciles d'accès ont pour but, autant que faire se peut, de nous aider à retrouver cette quiétude que nous cherchons partout avec tellement d'ardeur. Partout... sauf là où elle se trouve : EN NOUS !

Je vais donc tenter, le plus simplement possible, de partager les outils qui m'ont été les plus aidants dans mon parcours. Je tiens tout de même à avertir tout un chacun que les approches proposées ici ne sont pas anodines, et que le changement de paradigme suggéré au cours des méditations peut sembler assez radical.

En effet, passé l'effet de surprise, parfois de rejet, un tel changement de conception des choses peut sembler engendrer une sorte de « vertige ». C'est tout à fait normal. Aussi, je vous conseille de rester confiants et attentifs malgré les « renversement de pensée », car si je vous partage ici ces méditations transcendantales « à la sauce Amélie », c'est que mon cœur m'a appelé à le faire.

Il est bien connu que les personnes pratiquant la méditation semblent généralement plus empathes, plus tolérantes, plus douces, plus souriantes et plus calmes… Mais le but ultime de la pratique méditative est une transformation interne profonde, la réalisation de notre vraie nature, le retour au « Soi ». L'objectif de cette discipline étant l'atteinte d'une quiétude inébranlable face aux aléas de l'existence, et une compréhension avec une acceptation inconditionnelle de nos « personnages », des « autres », et de notre environnement… au sens large.

Ça vous tente ?

Alors consacrons dix minutes par jour à l'entraînement de l'esprit proposé, de préférence le matin, ou au moment qui semblera le plus propice à chacun. En effet, même si un véritable changement nécessite implication et régularité, il est important de nous sentir libre avant tout.

Parfois il semble y avoir une suite logique, parfois non, mais rien n'est jamais dû au hasard.

Gardons toujours conscience que changer d'état d'esprit est un choix, peut-être même le seul véritable choix que nous puissions faire en réalité. Et si notre cœur nous a guidé là, d'une manière ou d'une autre, c'est qu'il a ses raisons. Alors suivons la « voix » de notre âme. Rien que cette intention peut déjà nous faire ressentir et constater des changements considérables, voire miraculeux…

Méditation 1

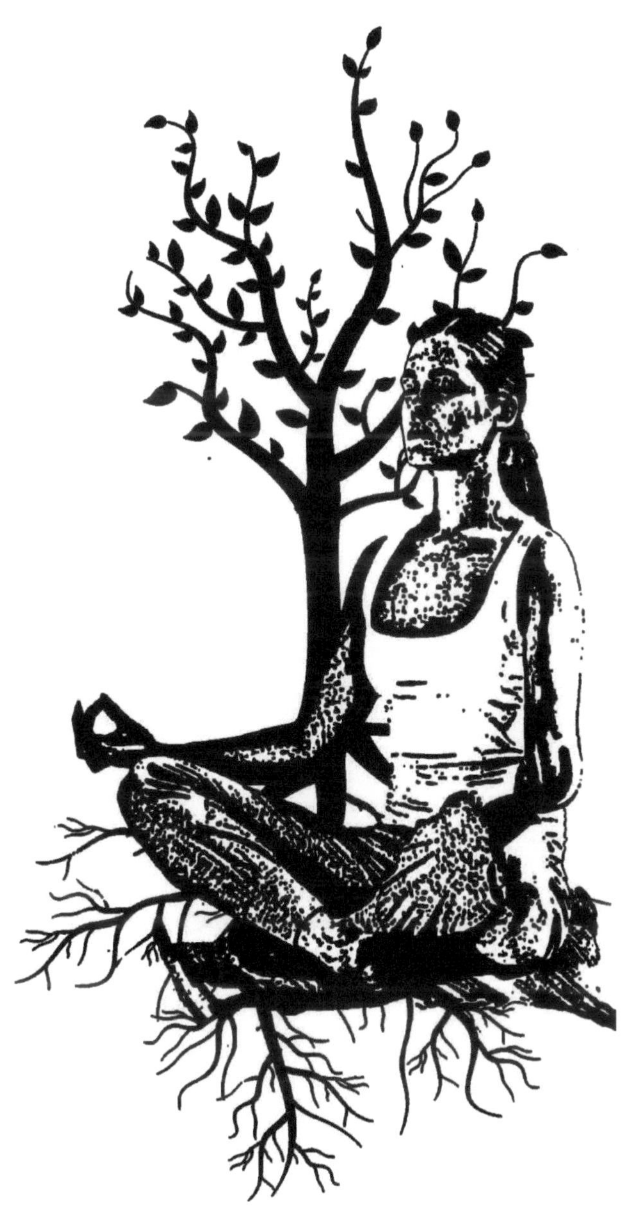

« Le silence intérieur »

Comme un arbre a besoin d'ancrer ses racines pour tendre vers le ciel, nous débuterons notre pratique par la base : la pacification du mental.

De préférence installé en tailleur ou assis sur une chaise (la position allongée est plus propice à la torpeur et l'endormissement), la première méditation proposée consiste à garder les yeux semi-ouverts en regardant vers le bas, sans fixer un point précis. Nous laisserons alors passer les pensées comme des nuages, sans les suivre, mais sans les chasser trop vite non plus… sans quoi elles reviendront toujours, comme un boomerang !

À l'instar de la méditation Vipassana[27], nous portons notre attention uniquement sur le va-et-vient du souffle, en observant le mouvement régulier de notre abdomen se soulevant et s'abaissant au rythme de notre respiration. Si nous le souhaitons, et pour aider à la concentration, nous pouvons placer une main, ou les deux, sur notre ventre.

Comme pour toutes les méditations proposées dans ce guide, il est recommandé de prévoir une minuterie, pour que nous n'ayons pas à nous préoccuper de l'heure. Aussi, ce n'est pas la « pratique parfaite » qui est visée, alors faites de votre mieux et détendez-vous, gardant toujours à l'esprit que c'est avant tout l'intention qui compte, et que le fond est toujours plus important que la forme.

L'intérêt de cet entraînement de l'esprit est, entre autres, de nous habituer à clarifier le mental dans toutes les situations de notre vie, c'est-à-dire de garder cette intention de clarté, où que nous nous trouvions : dans les transports en commun, chez nous en train de cuisiner ou de faire le ménage, ou dans n'importe quelle autre situation, même les plus inconfortables physiquement ou psychologiquement.

Nous pouvons revenir autant que nous le souhaiterons à cette méditation, et bien sûr en augmenter la durée à notre guise.

---

[27] Vipassana, qui signifie voir les choses telles qu'elles sont réellement, est l'une des techniques de méditation les plus anciennes de l'Inde. Elle était enseignée en Inde il y a 2 500 ans comme un remède aux maux universels, et un art de vivre en pleine conscience.

Méditation 2

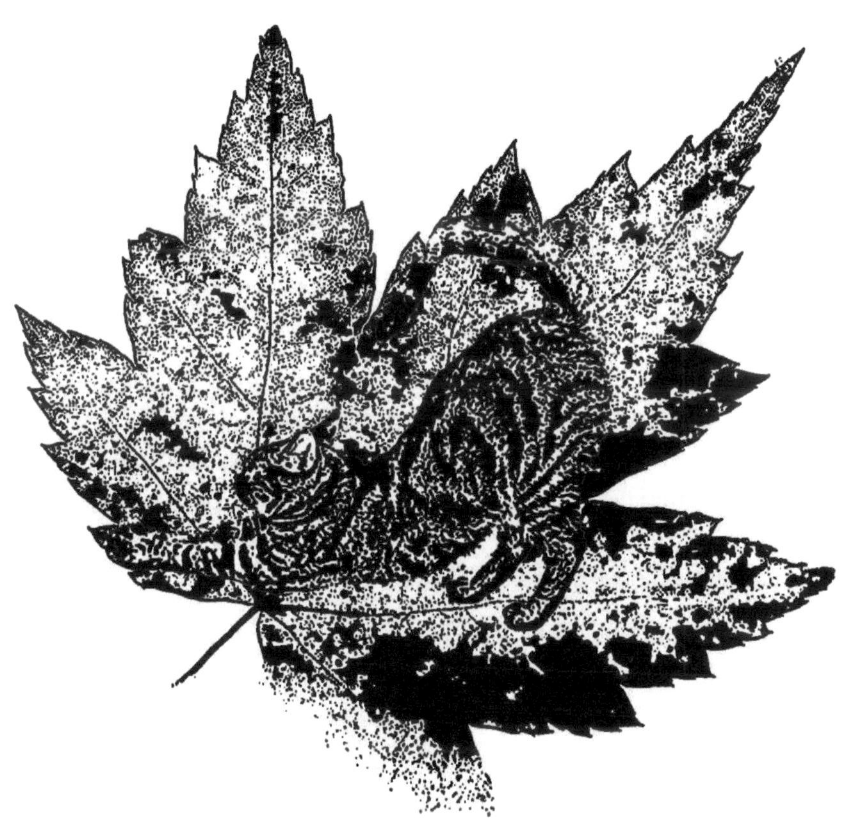

« Je projette mon univers intérieur »

L'idée d'aujourd'hui est de commencer à changer de regard sur ce qui nous semble être la « réalité » extérieure, c'est-à-dire ce qui nous entoure « matériellement », que ce soit mobile, comme par exemple un chat qui s'étire, une feuille qui bouge au gré du vent, un nuage qui passe… ou immobile, tels une chaise, un tableau ou un objet décoratif quel qu'il soit.

Nous étendrons par la suite cette perception à toutes les situations de notre vie, mais chaque chose en son temps. Procédons par ordre…

Platon n'est pas sorti d'un coup de sa caverne !

Nous commençons donc aujourd'hui à mettre en lumière que ce qui semble extérieur à nous, émettant l'hypothèse que tout ce qui apparaît dans notre environnement serait une projection de notre monde intérieur, ou, plus précisément, de nos croyances et de nos conditionnements passés.

Un objet extérieur n'existerait donc pas vraiment « par lui-même », il ne serait qu'un reflet de notre univers interne (même s'il n'y a pas vraiment d'intérieur et d'extérieur). Ce qui veut dire ni plus ni moins que nous matérialiserions nos pensées, ou plutôt les pensées générées par notre karma. Si si. D'ailleurs, la physique quantique met très clairement en lumière l'existence de ce processus depuis un siècle déjà.

En effet, ce qui est plus communément appelé « la loi d'attraction » est en train de devenir un objet d'étude sérieux pour de nombreux scientifiques reconnus, même si cela reste difficilement explicable. Mais pouvez-vous expliquer très clairement la loi de la gravité ? Mathématiquement parlant, je veux dire ? Si oui, vous êtes très fort, alors vous êtes en mesure de comprendre la loi de l'attraction ! Si non, pas de problème, il n'est heureusement pas nécessaire de tout comprendre et d'expliquer pour constater les phénomènes. L'expérience parle d'elle-même.

Je concède que cela soit difficilement audible pour certaines personnes se définissant comme cartésiennes, mais force est de constater que lorsque nous modifions notre univers intérieur, l'extérieur change à l'image d'une sorte d'effet miroir.

Pendant 10 minutes aujourd'hui, assis confortablement, répétez simplement en silence la méditation du jour : « **Je projette mon univers intérieur** » en observant ce qui vous entoure.

Répétez la phrase autant de fois que vous le souhaitez au cours de la journée.

Méditation 3

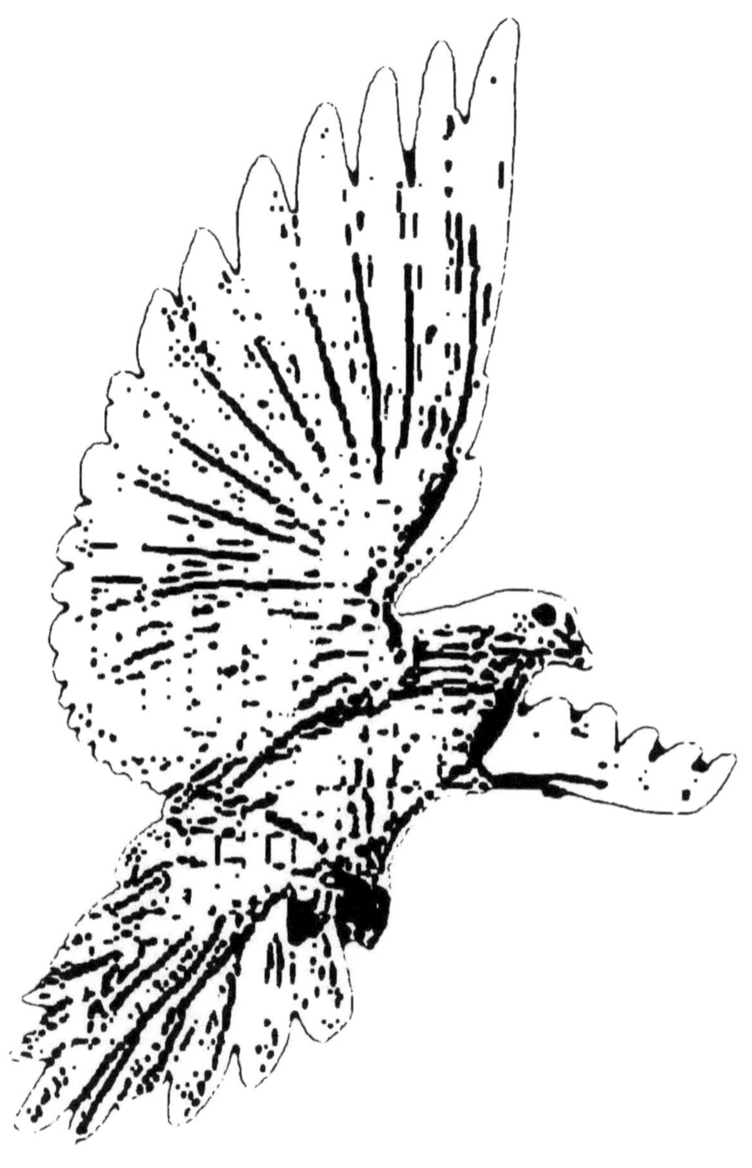

« Je projette mes croyances inconscientes »

Dans la continuité de la méditation précédente, nous allons aujourd'hui étendre cette approche « non duelle » à toutes les situations de notre vie.

Commençons par des situations relativement neutres, pour éviter que notre ego ne se mette trop en résistance ! *Step by step !*

Prenons un exemple concret, un rêve récurrent par exemple, il nous semble bien réel lorsque nous semblons le vivre ; pourtant, au réveil, nous nous rendons compte que ce n'était qu'une projection de notre passé, ou une identification à quelque chose qui fait bien souvent vibrer une corde sensible en nous… que ce soit vécu comme agréable ou désagréable.

D'ailleurs, même si au réveil nous prenons conscience que ce n'était qu'un rêve, qui nous dit que nous ne passons pas simplement d'un sommeil nocturne à un sommeil diurne ? Sommes-nous certains d'être bien réveillé et pleinement conscient de notre « réalité » ? Les rêves lucides nous montrent bien que nous pouvons devenir conscient que nous sommes en train de rêver, alors, si ce que nous appelons « éveil » ou « réalisation » était finalement le réveil d'un long rêve lucide « diurne » ?

À méditer…

Ça tombe bien, car c'est ce que nous allons faire de ce pas !

Les yeux ouverts ou fermés, à notre convenance, laissons défiler des situations de notre vie dans différents domaines (travail, relationnel, etc.) et répétons doucement et en silence durant dix minutes la phrase méditative d'aujourd'hui :

« Je projette mes croyances inconscientes. »

Il ne s'agit pas bien évidemment de culpabiliser sur ce que nous avons vécu, ou semblé vivre, mais juste de commencer à comprendre qu'avant d'être pleinement éveillé, nous n'avons pas conscience que nous sommes pour ainsi dire en « pilotage automatique ». Un pilote automatique sous l'apparence d'un commandant de bord communément appelé « Karma[28] »…

Que nous adhérions ou non à cette approche, donnons-nous au moins la chance d'explorer une nouvelle vision des choses. Comme disait Gandhi :

« Soyons le changement que nous voulons voir dans le monde. »

---

[28] Dogme central de l'hindouisme, du bouddhisme, selon lequel la destinée d'un être vivant et conscient est déterminée par la totalité de ses actions passées, de ses vies antérieures.

Méditation 4

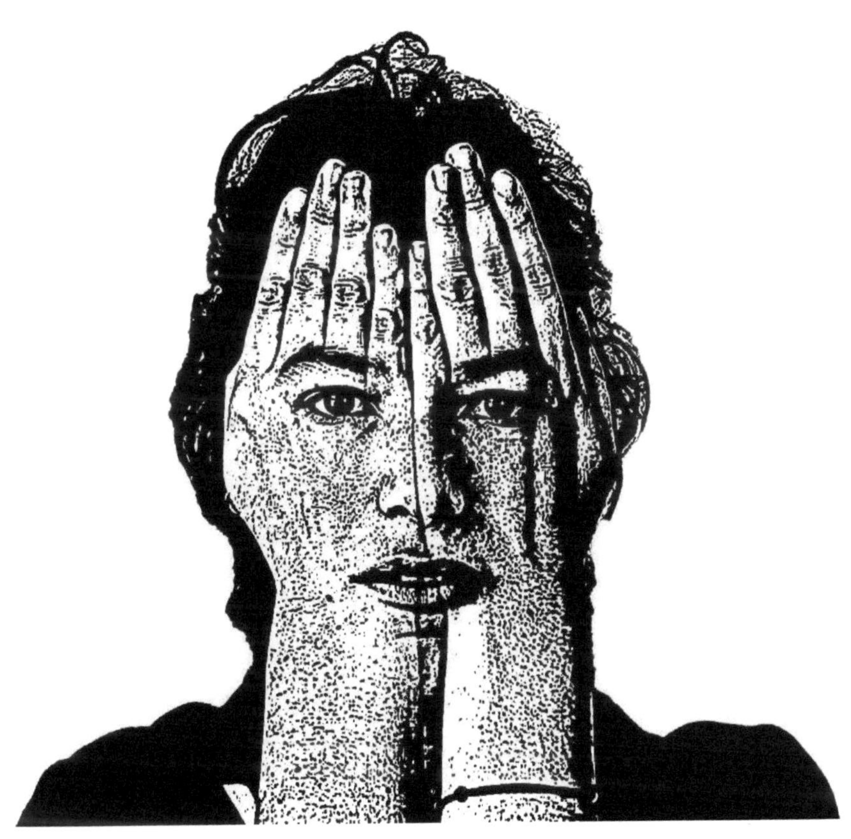

« Je ne porterai aucun jugement
sur ce que je vois »

Nous abordons aujourd'hui le regard neutre et sans jugement, appelé également le regard « phénoménologique ».

Après avoir initié l'idée que l'environnement extérieur serait une projection de notre monde intérieur, nous porterons notre regard au-delà de cette perspective. L'objectif étant maintenant de ne plus nous identifier à ces attachements inconscients au passé, en d'autres termes à commencer à se désidentifier de ce « fameux » karma, qui semble conditionner notre vie à tous niveaux.

Cette initiation va être une clé considérable dans notre avancée dans le chemin d'éveil sur lequel nous avançons maintenant.

Durant les dix minutes d'observation de notre environnement, nous répèterons cette intention calmement et en silence. Nous pourrons également appliquer consciemment cette intention au cours de notre journée en « réponse » à tout ce qui semblera se présenter (personnes, situations, etc.). Le ressenti de liberté et de plénitude éprouvé lorsque nous commençons à élargir notre vision, jusqu'alors étriquée, parle de lui-même.

En toute logique, cette perception neutre fonctionne aussi pour tout ce que nous pourrons entendre durant notre pratique de dix minutes et au fil de notre journée.

Précision importante : le non-jugement ne vaut pas que pour les paroles ou situations jugées « négatives » ou désagréables. Nous sommes invités à ne plus nous réjouir d'un compliment comme nous avions l'habitude de le faire. Soyons clairs, il n'est pas dit non plus de rejeter une flatterie, ni quoi que ce soit, mais simplement de ne plus s'y identifier.

En clair : Décollons les « étiquettes » ! Et par là même les attentes, que notre environnement, famille, amis, collègues, etc., peuvent projeter sur nous :

« Tu es belle », « douce », « gentille », « souriante » « courageuse » « travailleuse »… ne sont encore et toujours que des étiquettes que nous nous collons sur le front, au même titre que « tu es trop maigre », « hyperactive », « sans gêne », « timide », « fainéante », etc.

Peu importe l'étiquette, nous sommes tellement plus que cela en réalité ! Et lorsque nous commençons à accepter cette idée, nous reprenons progressivement notre pouvoir personnel, et notre liberté d'être qui nous sommes vraiment.

C'est parti pour 10 minutes d'entraînement au « non-jugement ».

Méditation 5

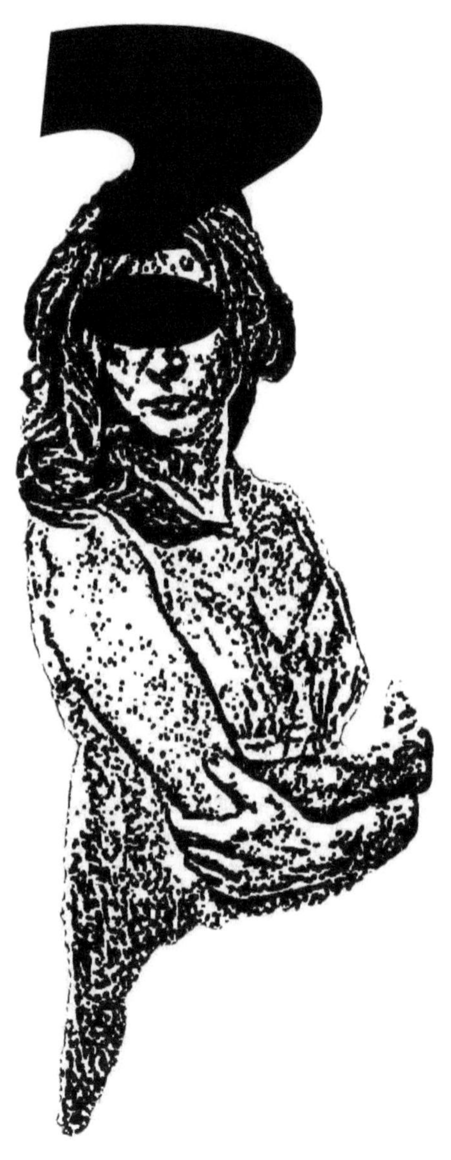

« Je ne porterai aucun jugement
sur ce que je pense »

À l'instar de la méditation précédente, nous nous entraînons maintenant à l'approche non jugeante. Il sera plus facile de pratiquer cette méditation les yeux fermés, même si le but est évidemment d'intégrer pleinement cette idée dans notre quotidien.

Si l'idée nous devient plus évidente que le monde qui semble nous entourer est une projection de notre monde intérieur, plus clairement de « la roue du karma » qui semble encore filer bon train, nous comprenons que nous sommes plus spectateur et acteur que réalisateur conscient de ce qui semble nous entourer « dans notre film ».

Aussi, même si la loi d'attraction semble manifester nos désirs conscients, force est de constater que là ne réside pas la clé d'un bonheur durable, si nos souhaits sont encore dirigés par l'ego. En effet, nous apprenons ici à voir au-delà des désirs du monde, et à retrouver cette voix intuitive plus grande que nos personnages. Voix que certains appellent « Dieu », d'autres notre « âme », le « Soi », le « Grand Esprit », ou encore « la grande Conscience »…

Ne plus porter de jugement, c'est commencer à voir l'ego à l'œuvre, ou comment ce marionnettiste semble nous rendre dépendant de ses diktats constants.

Poser un regard neutre sur nos pensées permet de commencer à en entrevoir le dirigeant !

Voyons comme les désirs de l'ego vont toujours de pair avec la souffrance ! Il nous fait toujours chercher le bonheur là où il n'est pas ! C'est un fait ! Sommes-nous dans un état de béatitude et de bonheur durable lorsque nous réalisons un de nos rêves ou terminons un projet dans lequel nous avons mis corps et âme ? Répondons avec honnêteté à cette question.

Si nous prenons véritablement conscience de cela, ça peut en effet donner un peu le tournis. Mais c'est lorsque nous réalisons que nous avons couru après le vent toute notre vie que le vrai réveil commence…

Le dos droit et les épaules relâchées, laissons alors défiler pendant dix minutes toutes les pensées qui émergent, et, quelle que soit l'im-

portance que le petit juge intérieur semble leur donner (grave, importante, insignifiante, obsédante, etc.), observons chacune de la
manière la plus neutre possible.

Méditation 6

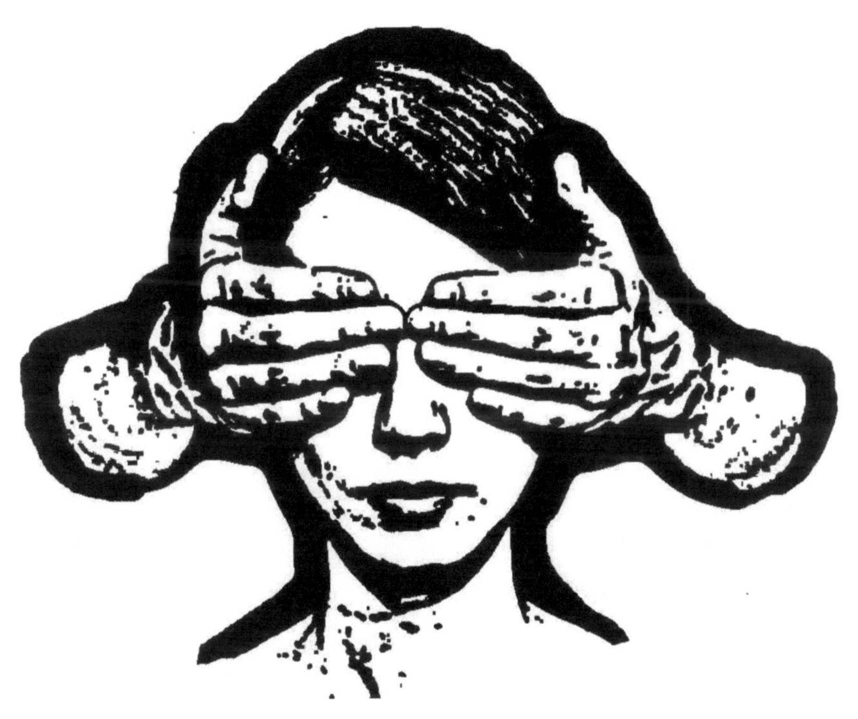

« Je ne porterai aucun jugement
sur moi-même »

Au vu de l'image de nous que l'ego cherche à entretenir et la quête de perfection et « d'idoles » après lesquelles il nous fait courir, il est bien normal que nous ne nous sentions jamais à la hauteur, et que l'anxiété nous submerge.

Quand je parle de l'ego, je parle plus spécifiquement de « l'illusion du soi », issue de ce que les Hindouistes nomment « Māyā[29] ». Nous nous identifions à cette illusion « d'indivi-dualité » depuis l'apparente séparation originelle, mais il ne tient qu'à nous aujourd'hui de réveiller le personnage clownesque et névrosé dans lequel nous nous sommes enfermés.

En effet, si nous nous sommes identifiés à l'ego, alors nous ne pouvons blâmer personne pour ce qui semble arriver à notre personnage ! Mais ne culpabilisons pas non plus de nous être pris tout seul à notre propre piège ! Nous sommes en quelques sortes responsables, mais certainement pas coupables… D'ailleurs, au fil des méditations introspectives que cet ouvrage propose, nous regarderons de plus près cette culpabilité inconsciente que je définirais comme « notre prison », pour revenir peu à peu à « notre demeure »… Soit, nous avons fait de l'ego un maître plutôt qu'un outil à notre service, et nous ne pouvons que constater à ce jour à quel point nous sommes devenus son esclave.

Aussi, étant nos propres bourreaux, libre à nous de décider maintenant de devenir nos propres sauveurs.

De plus en plus conscients que nous sommes seuls détenteurs de la clé de notre propre prison, tentons déjà de traverser les couches de brouillard qui semblent nous empêcher de la trouver… Et, **pendant les dix minutes consacrées à la réflexion méditative d'aujourd'hui, laissons émerger les jugements que nous portons sur nous-même** (je suis trop paresseux, trop gros, trop vieux, je ne vais pas au bout de ce que j'entreprends, je ne suis pas une bonne amie, un bon père, un bon fils, etc.) **puis**, malgré toutes les résistances de l'ego, **mettons l'intention de voir au-delà.**

---

[29] Māyā est le pouvoir de Dieu de créer, perpétuant l'illusion de la dualité dans l'univers phénoménal ; elle est aussi la nature illusoire du monde.

Paris ne s'est pas faite en un jour, alors il est bien normal que l'ego tente encore de nous tirer vers le bas, comme il l'a toujours fait. Sinon il perdrait son pouvoir… Comprenons-le bien !

Laissons alors le brouillard épais commencer doucement à laisser place à une douce et réconfortante lumière…

Méditation 7

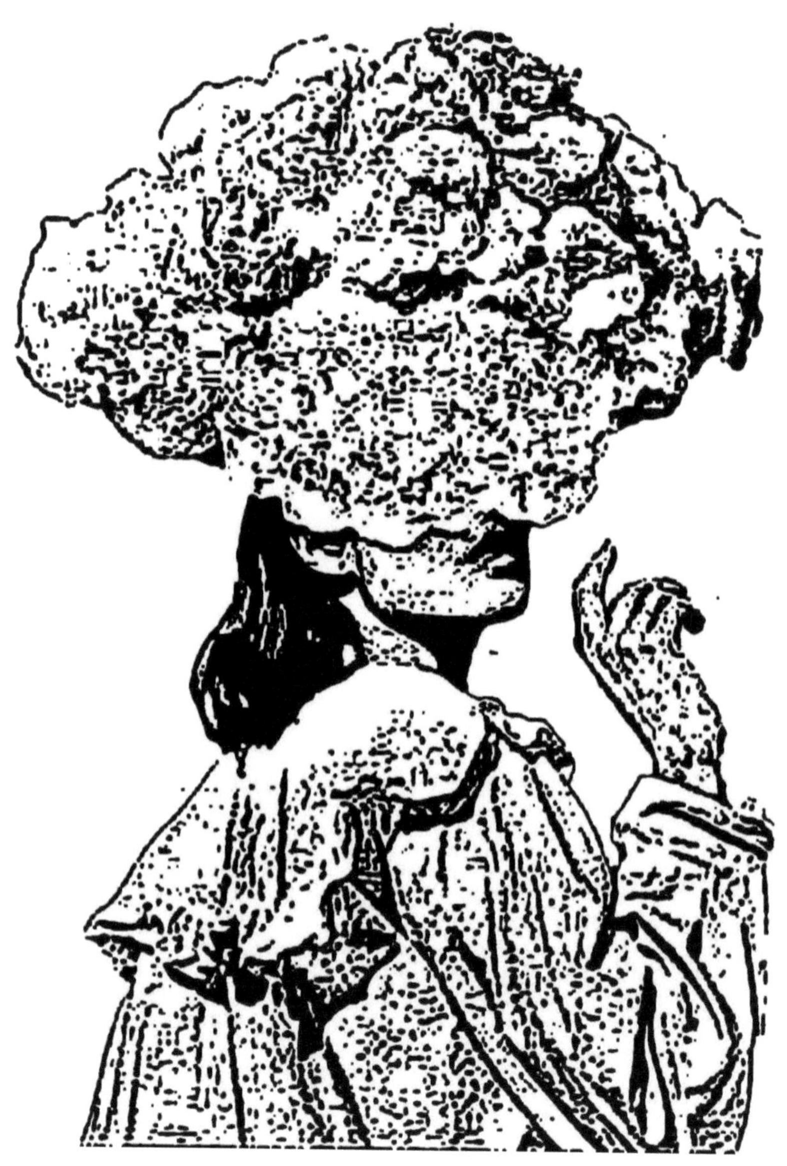

« Que la lumière Soit ! »

Alors que la divine graine du non-jugement commence doucement à germer, nous émettons aujourd'hui le souhait de **voir au-delà des apparences**. Une parenthèse lumineuse dans le travail d'introspection que nous entreprenons au travers de ces méditations guidées… mais une parenthèse qui a bien sûr toute sa place ! Et qui prendra bientôt tout son sens…

En fixant un objet choisi au hasard face à nous, nous porterons notre intention sur le champ énergétique de ce dernier. Ne lâchant plus cet objet du regard durant les dix minutes requises, nous nous impliquons activement pour commencer à voir la réalité derrière les illusions.

Le champ énergétique de l'objet peut apparaître dès les premières pratiques de cette méditation si l'intention est suffisamment forte, généralement sous forme d'un halo de lumière entourant l'objet, mais pas que ! Alors restons attentifs à ce qui émerge…

Ici comme pour les prochaines méditations, foi et conviction seront des clés qui nous seront d'une aide considérable pour commencer à voir les miracles ressurgir du monde illusoire, d'aucuns diraient « matriciel », qui nous entoure. Toutefois, au vu du changement radical que cela implique, notamment pour les moins « initiés », restez patients et confiants s'il semble ne rien se passer au début. En effet, même si le changement de perspective n'est pas rapide et flagrant, l'intention est envoyée… Et chaque intention envoyée à notre inconscient est reçue ! À l'image d'un courrier posté dans une boîte à lettres, laissons-lui le temps d'arriver, surtout si nous semblons nous trouver à l'autre bout du globe ! Car même si l'espace et le temps sont également des illusions, nous croyons globalement encore dur comme fer à ces illusions.

Méditation 8

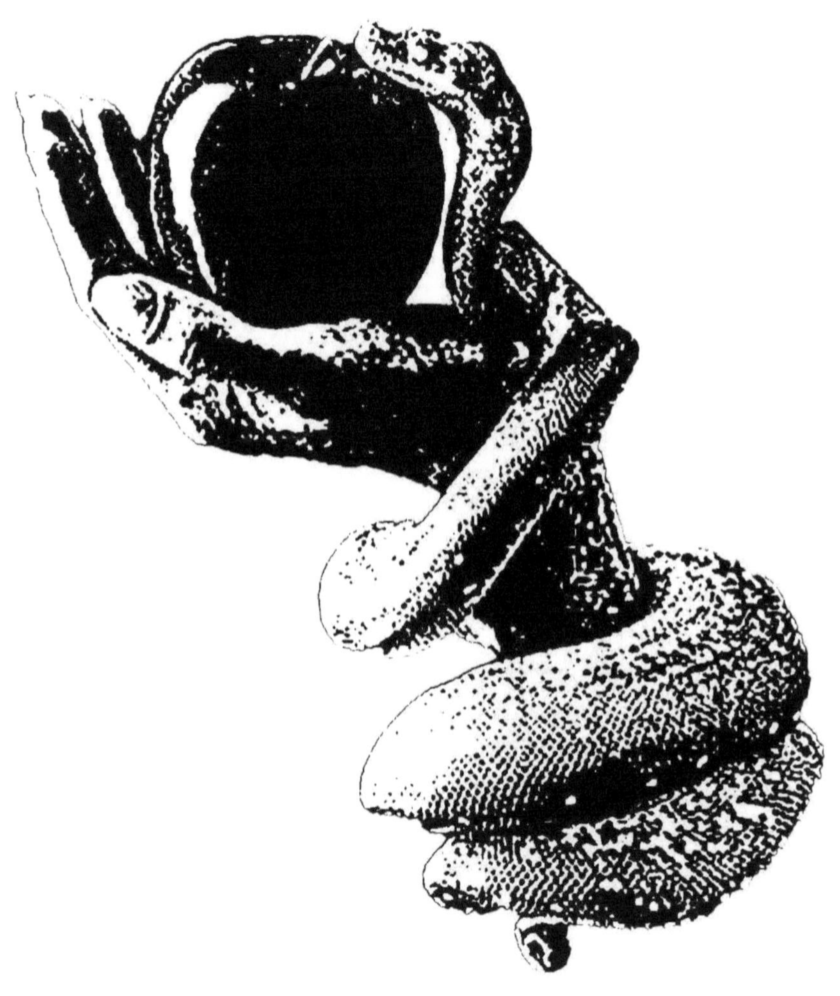

« Je ne suis coupable de rien »

Nous comprenons peu à peu que nous sommes invités, au travers de ces méditations, à sortir des illusions du monde, et à défaire l'identification à « notre » personnage. Ces remaniements de pensée ayant pour but de retrouver un état de quiétude profond, et durable.

La seule responsabilité que nous ayons réellement est peut-être celle d'avoir semblé nous égarer, comme des enfants qui vont jouer dans les bois, et ne retrouvent pas leur chemin… mais, encore une fois, responsable ne veut pas dire coupable ! Et notre âme se libère de la culpabilité par le non-jugement.

Si nous avons semblé blesser quelqu'un par le passé, de manière consciente ou inconsciente, volontaire ou involontaire, nous punir ad vitam aeternam ne résoudra rien. Nous resterons simplement enfermés dans notre cage et, de plus, nous maintiendrons les autres enfermés dans leurs cages respectives. **Chacun bien reclus derrière les barreaux de sa prison. Nous pouvons nous grogner dessus encore longtemps bien sûr, mais si nous sommes là aujourd'hui, c'est que nous tendons à autre chose : une réunification. Et la « guérison collective » engendrée par cette réunification commence par le Pardon, au sens large du terme.**

Comment pourrions-nous atteindre l'état de quiétude auquel nous aspirons tant tout en continuant à entretenir la pensée que nous devrions nous en vouloir pour des choses que nous aurions faites par le passé ? C'est tout bonnement impossible.

À l'image du Bouddha, la quiétude serait notre état naturel… Alors, il va falloir sérieusement revoir le plan !

Pouvons-nous revenir dans le passé et changer les circonstances du film ? A priori… non.

Pouvons-nous ne plus nous identifier à l'acteur du film ? A priori… oui.

Alors une seule solution s'offre à nous : nous aimer inconditionnellement. Nous n'y arrivons pas encore ? Ça tombe bien, c'est le but de ce guide.

Évidemment, ne pas se culpabiliser ne veut pas dire ne pas se responsabiliser. Mais nous pourrons bientôt constater par nous-mêmes que, bizarrement, lorsque nous ne culpabilisons plus, nous devenons plus conscients de nos actes, et de la voix qui les dirige. La « culpabilité » ou « coupe-habilités » nous coupe de nos capacités de réponse, alors que la « respons-abilité » ou « réponse-habilité » nous y connecte et permet de mieux et plus vite apprendre et changer à partir de nos expériences terrestres.

Deux voies s'offrent donc à nous :

Voie 1 : L'ego, armé de sa culpabilité, qui fonce droit dans le mur.

Voie 2 : Le cœur, guidé par l'amour inconditionnel, qui ne connaît plus d'obstacle.

Que choisissons nous ?

Regardons d'un peu plus près l'intérêt de l'idée du jour : « Je ne suis coupable de rien », durant les dix minutes suggérées, en la répétant silencieusement plusieurs fois. Laissons émerger des situations passées ou présentes qui nous font ressentir de la culpabilité, et envoyons-nous cette intention de pardon.

Réconfortons la part blessée en nous-mêmes.

C'est lorsque cette pensée commence à être intégrée qu'un changement interne profond peut avoir lieu, et, de là, en découler des miracles. Soyons-en sûrs.

Méditation 9

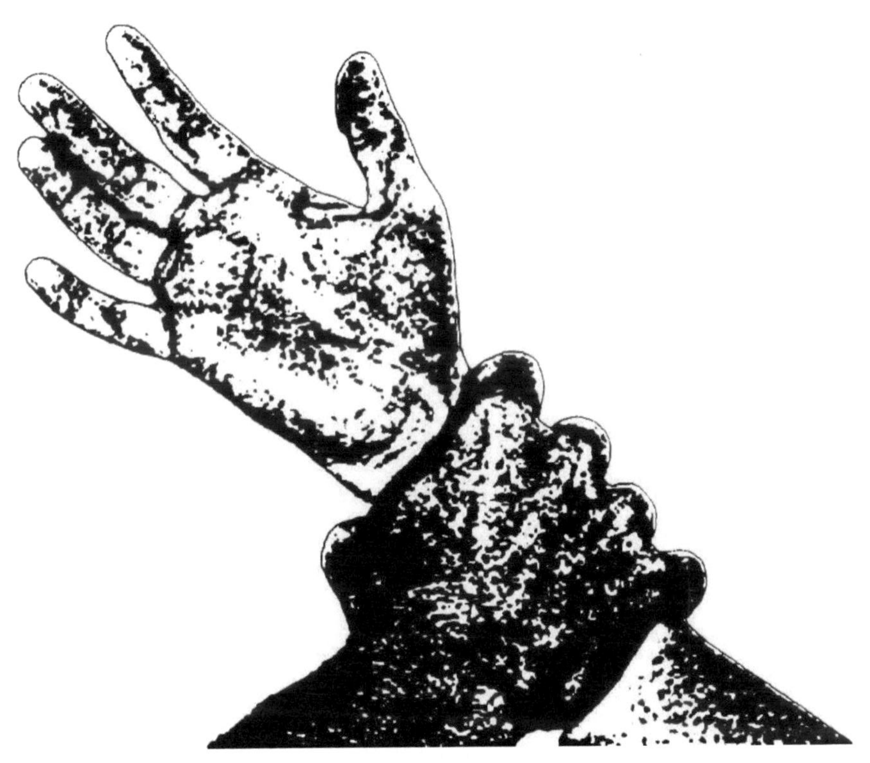

« Je ne suis victime de rien »

Prenons encore un peu plus de hauteur aujourd'hui et sortons peu à peu du triangle dramatique[30] « sauveur, victime, bourreau », en nous désidentifiant non plus du bourreau, mais de la victime.

Pour commencer, rendons-nous compte que dans la plupart des situations de notre vie, nous incarnons la victime, et choisissons alors de redevenir un acteur plus conscient de ses propres conditionnements. Décidons alors d'agir avec autonomie et sincérité. Responsabilisons-nous, en gardant toujours à l'esprit que responsable ne veut pas dire coupable.

Peut-être même qu'en y regardant de plus près, le costume de victime serait le premier que nous aurions enfilé à notre arrivée dans ce monde ?

En effet, il ne coûte rien de se poser la question, même si des résistances semblent survenir plus ou moins « violemment » : sommes-nous certains d'être arrivés « par hasard », ou grâce ou à cause de tierces personnes, en l'occurrence de nos parents ?

Pouvons-nous ouvrir notre esprit suffisamment grand pour laisser entrer l'idée que nous serions peut-être les propres responsables de notre incarnation, ainsi que tout ce qui semble se dérouler dans le « film » ?

Nous croyant séparés de notre source, de la conscience universelle, de « Dieu », nous ne pouvons que nous sentir isolés et anxieux, et, par là même, victimes du monde que nous voyons, ainsi que de tout ce que nous semblons perdre ou subir, d'une manière ou d'une autre.

Durant les dix minutes d'introspection du jour, installé au calme, les yeux fermés ou entrouverts, répétons la phrase suggé-

---

[30] Le triangle dramatique ou triangle de Karpman est une figure d'analyse transactionnelle proposée par Stephen Karpman en 1968 (dans son article « Fairy Tales and Script Drama Analysis ») qui met en évidence un scénario relationnel typique entre victime, persécuteur et sauveur. Le triangle dramatique est à la base des jeux psychologiques qui se jouent entre deux personnes capables de jouer alternativement les trois rôles. Selon ce schéma, si une personne utilise l'un de ces rôles, elle entraîne l'autre à jouer un rôle complémentaire.

rée plusieurs fois, et tentons, sous cette forme, d'intégrer l'idée d'aujourd'hui.

Si nous arrivons à intégrer la suggestion du jour, le costume de victime se transformera bientôt en costume de clown…

Méditation 10

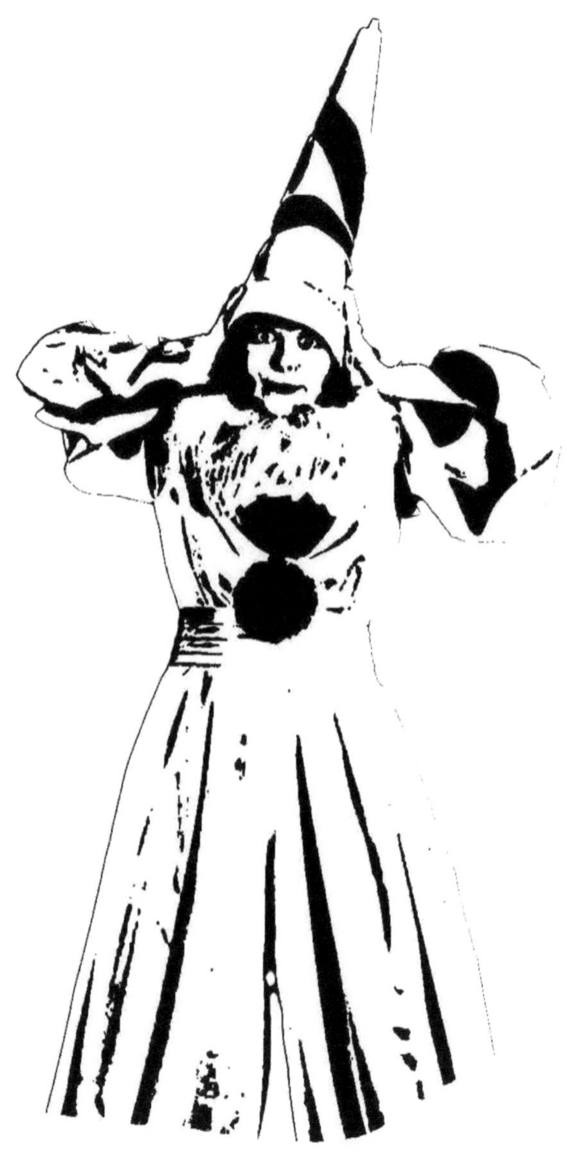

« Que je réveille le clown ! »

Le clown, appelé parfois bouffon, farceur, zouave, pitre, guignol, pantin, comique, etc., est communément représenté sous la forme d'un personnage grotesque maquillé grossièrement, portant des chaussures trop grandes et un costume bariolé. Son rôle est généralement de faire rire malgré lui.

Regardons maintenant un peu plus loin que le bout de notre nez rouge, et intéressons-nous au message subtil du clown, en creusant jusqu'à son « cœur sacré ». En effet, le « sacré » est toujours la réalité cachée derrière les apparences, c'est pour ainsi dire l'idée centrale du livre. Avec humour et autodérision, le clown sacré en nous tend à dédramatiser nos drames apparents, et à passer outre nos rancœurs et culpabilités inconscientes, et ainsi nous ramener à l'amour inconditionnel pour nous-mêmes, et pour les autres.

Aujourd'hui, sortons notre clown de la lumière artificielle… et laissons-le rayonner de sa lumière « Divine » !

Pour initier notre introspection du jour sur ce thème spécifique, il peut être intéressant de savoir que les Cherokees[31] invoquent depuis très longtemps l'esprit du « clown sacré », auquel ils vouent un véritable culte. Des chamans incarnaient, et incarnent toujours ces esprits amérindiens au nez rouge. Ces « clowns cosmiques » sont connus également sous le nom de « Boogers » et pratiquent encore des danses sacrées autour du feu. Cependant, le type de clown sacré le plus populaire est peut-être l'équivalent lakota de Heyoka : un « chaman tonnerre[32] » très empathe, qui enseigne avec humour.

Le clown chamanique nous invite à observer avec empathie nos conditionnements dans le présent, et à nous en amuser.

Nous l'avons vu précédemment, un empathe est une personne qui a la capacité de comprendre l'état émotionnel d'un individu. Il existe

---

[31] Les Cherokees sont un peuple autochtone d'Amérique du Nord qui habitait dans l'Est et le Sud-Est des États-Unis avant d'être forcé à se déplacer vers le plateau d'Ozark. Les ethnologues estiment qu'il existe aujourd'hui entre cinq et sept millions de personnes descendant des Cherokees.

[32] *« En tant que représentant de l'oiseau-tonnerre et du farceur »*, écrit Steve Mizrach, *« le Heyoka rappelle que l'énergie primordiale de la nature va au-delà du bien et du mal. Cela ne correspond pas aux catégories humaines du bien et du mal. »*

différentes « formes » d'empathie, et l'empathe « Heyoka » est particulièrement puissant. Parfois sous forme de désacralisation, voire de blasphème, les Heyokas créent un pont à partir duquel l'anxiété humaine est libre de se transmuter en rire, et les dogmes enfermants se transforment en une gigantesque « blague cosmique ». La sagesse folle du clown sacré nous invite en quelques sortes à nous émanciper du monde matriciel qui nous entoure, et de tous ses conditionnements culturels anxiogènes.

Puisque, selon l'Esprit du clown, rien n'est réellement « grave » et que nous ne pouvons, par là, rien perdre en réalité… Derrière le sérieux et le dramatique résiderait donc la grâce.

C'est le message du clown.

Alors, pendant les quelques minutes introspectives du jour, guidés par l'esprit du clown, jouons, avec humour et autodérision, à observer nos personnages clownesques, et dédramatisons tout ce qui semble leur arriver en nous répétant intérieurement (ou à voix haute) la phrase :

« Que je réveille le clown ! »

Répétons autant que possible cette intention tout au long de la journée.

Méditation 11

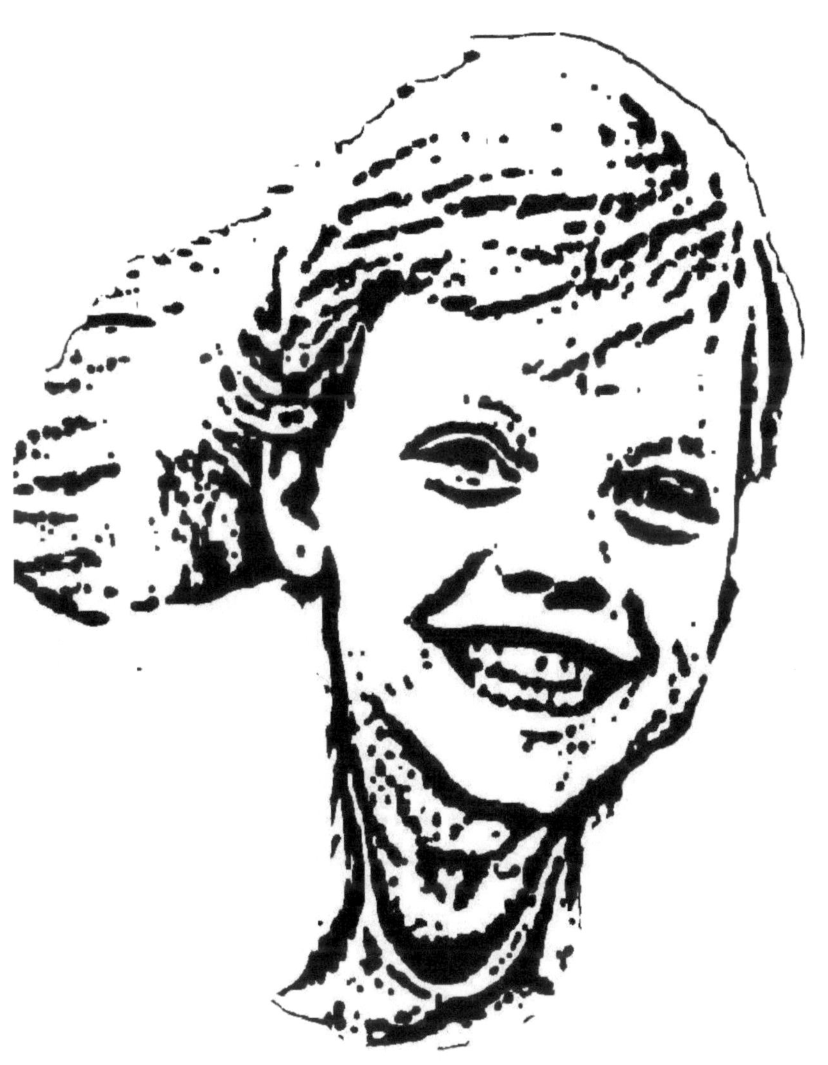

« Que je me reconnecte à la joie »

Le « clown sacré » semble être un bon initiateur au thème d'aujourd'hui.

En effet, par l'autodérision et l'humour, le clown nous reconnecte à notre âme d'enfant : le berceau de la joie. Nous semblons en effet perdre peu à peu cet état de grâce, étouffé au fil des ans par le poids de nos responsabilités d'adultes, qui pèse généralement bien lourd sur nos frêles épaules.

La joie peut être en effet inhibée peu à peu par nos occupations professionnelles et mondaines, et par un manque de temps accordé à des moments d'introspections, comme celui que nous nous offrons durant la « lecture active » de cet ouvrage par exemple. Mais la joie en nous semble disparaître également à mesure que l'identification au personnage se « matérialise »… choisissant de rester attaché au passé, et continuant de porter, consciemment ou inconsciemment, des héritages karmiques, ou transgénérationnels.

Évidemment, ces héritages ne sont pas « visibles à l'œil nu », mais semblent bien engrammés tant que nous laissons nos conditionnements passés ou nos projections futures égoïques continuer d'assombrir notre vue.

Le moment présent serait donc la porte d'entrée principale du chemin de retour à cet état d'être « oublié » qu'est la véritable joie. Nous ne parlons pas ici d'une joie temporaire associée à un plaisir illusoire, mais d'une reconnexion durable avec ce joyau qui brille toujours à l'intérieur de nous, indépendant du temps et de l'espace dans lequel nous semblons nous trouver.

Aussi, le fil d'Ariane de l'ouvrage étant « le pardon des illusions », il est évident que nous ne pouvions pas appeler la joie sans l'allier au souhait de « guérison spirituelle », c'est-à-dire de « dissolution de l'ego ». En effet, **semblant en être toujours prisonniers, observons les pensées de peur et de culpabilité encore présentes dans notre esprit, mais regardons au-delà aujourd'hui !** C'est encore et toujours en plongeant au travers de nos conditionnements illusoires que nous nous rapprochons toujours plus de l'état de grâce que nous re-cherchons !

Pour nous aider, reconnectons-nous à un ou plusieurs moments qui nous ont fait ressentir de la joie, et rien d'autre, comme câliner un animal de compagnie, un fou rire avec un ami, un moment d'extase devant un coucher de soleil… quand rien d'autre ne semble compter, ne serait-ce que quelques secondes.

Ramenons la chaleur intérieure de ces instants de grâce au présent, elle agira alors telle une lampe torche, sur le chemin du retour à la joie intemporelle et inconditionnelle.

Méditation 12

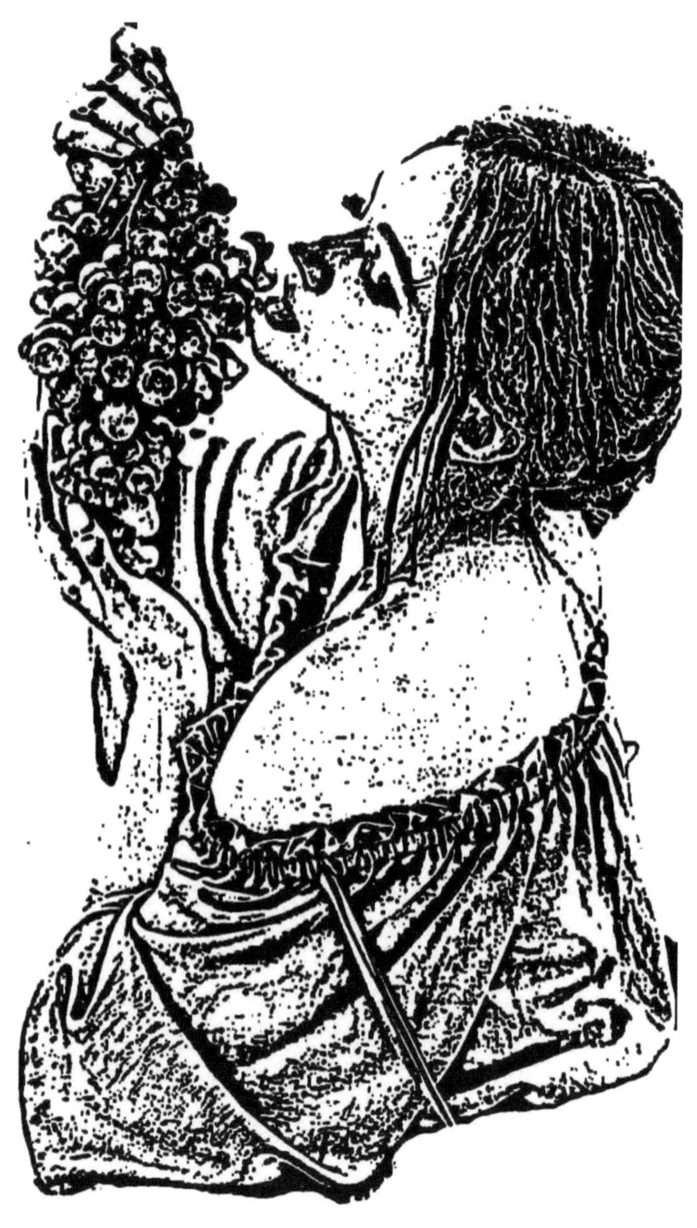

« Que je m'aide et le ciel m'aidera »

Charité bien ordonnée commence par soi-même… dans le sens où le seul et véritable moyen d'aider quelqu'un, c'est en l'inspirant, en rayonnant notre propre lumière intérieure.

La joie EST notre lumière intérieure.

Aussi, nous pouvons suggérer, inviter à changer, tendre la main, ou une lampe torche, mais certainement pas « faire pour l'autre », ni même le forcer à faire ce qu'il n'est peut-être pas prêt à faire. J'aurais envie de dire : « Chacun sa croix ».

Cela ne nous empêche pas d'avoir de la compassion pour nos semblables, bien au contraire, la compassion est la clé du cœur, mais je veux dire par là que chacun doit prendre ses responsabilités, et que la guérison véritable ne peut venir que du « Soi ». Aussi, je ne pense pas que le but de la compassion soit réellement de « souffrir avec », mais plutôt de se reconnecter à l'amour inconditionnel encore une fois : le fil rouge de notre « re-connaissance ».

Il peut être intéressant de savoir que, dans le Bouddhisme, on distingue deux formes « d'accompagnement empathique » : l'empathie convergente, et l'empathie divergente.

La pensée convergente consiste à trouver une solution bien définie à un problème donné, et à « plaindre » la personne qui se met dans une position de victime, mais, par là, la maintient attachée à sa posture de victime.

Par ailleurs, la pensée divergente implique davantage de créativité et tend à sortir la personne de son personnage de victime en l'invitant à « changer de regard ». L'empathie divergente invite également à faire défocaliser la personne de son problème apparent si celui-ci semble prendre toute la place dans son esprit, et annihiler ses propres ressources.

L'idée d'aujourd'hui tend également à appuyer le fait que rien ni personne à l'extérieur de nous ne détient les clés de notre guérison. Nous pouvons bien sûr saisir une main tendue à un moment donné, ou solliciter de l'aide d'une quelconque manière, mais soyons conscient que notre « sauveur » ne réside pas dans le monde. Gardons à l'esprit que nos idoles passées, quelles que soient leurs formes, ne nous ont jamais apporté le bonheur sur un plateau !

Grâce à la méditation d'aujourd'hui, nous continuons de nous défaire des illusions de « sauveurs extérieurs », qui ne nous ont jamais menées à une quiétude durable, et nous nous reconnecterons peu à peu à cette partie de nous-mêmes intemporelle et baignant dans l'amour inconditionnel :

Le « cœur sacré ».

Méditation 13

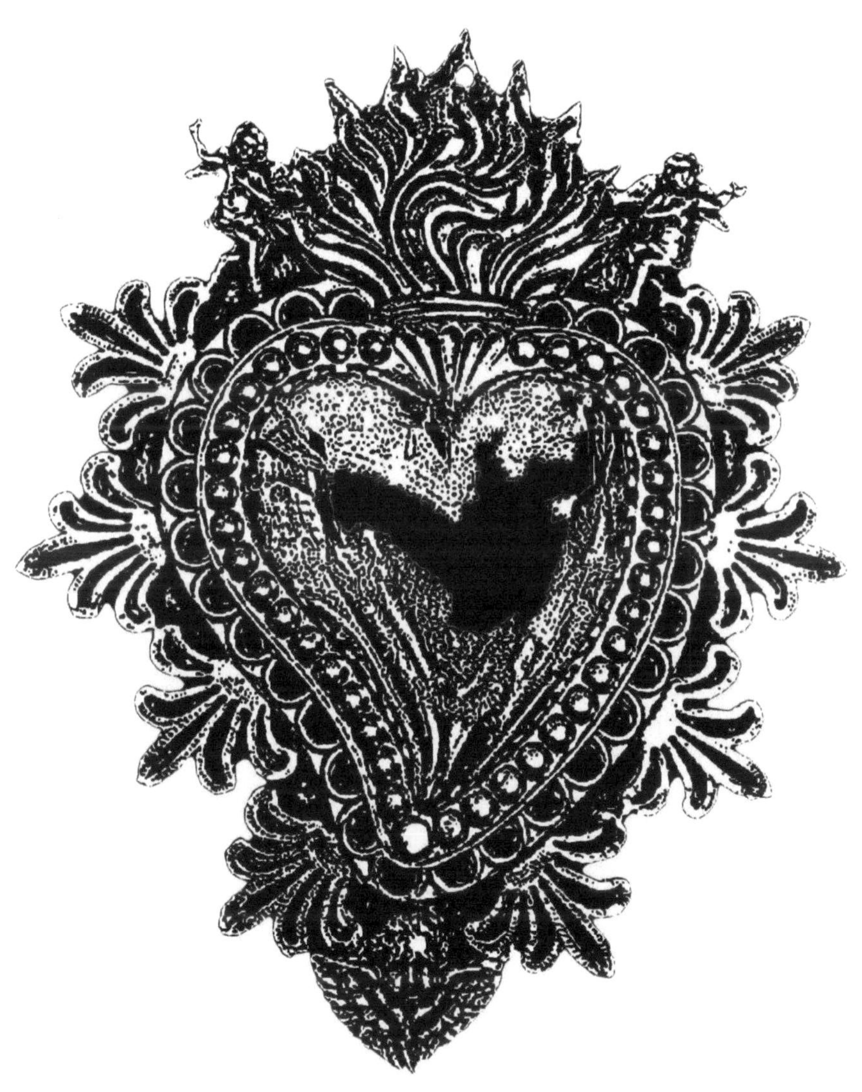

« Que je reconnaisse la Divinité en moi
et en chacun »

Les mots « Cœur Sacré » sont ici utilisés en termes de symbole de l'Amour Divin.

Il est important de rappeler que le « cœur sacré » représente le pardon « des illusions », et, par là, la reconnaissance de notre non-culpabilité, et la non-culpabilité de nos frères et sœurs terrestres. Il est la reconnaissance de la grandeur de la puissance Divine qui nous habite, et de la beauté de son amour. Il résulte de sa compréhension une tentative de rechercher de la sainteté[33] dans notre vie, pour que nos pensées se tournent vers le pur, le beau et le grand. Sa signification originelle semble donc aller à l'encontre de l'idée même de quelque notion de « péché » que l'on peut encore retrouver dans certains « courants de pensée ».

Je précise que lorsque les termes « sainteté, Divin, Dieu… » sont évoqués ici, il n'est en aucun cas question de religion. Il n'est évidemment pas question non plus de juger ces dernières, mais simplement d'approcher notre « grâce » sans s'enfermer dans des concepts « humains » et dualistes.

Le Christ n'était pas chrétien, Bouddha n'était pas bouddhiste, Allah n'était pas musulman.

Par la non-culpabilité, il est reconnu la Divinité en chacun, et c'est vers cette reconnaissance que nous tendons à présent. En elle réside la clé, c'est pourquoi cette notion de « pardon des illusions » apparaît sous différentes formes, durant les méditations de cet ouvrage.

Durant les quelques minutes matinales que nous consacrons à l'autosuggestion du jour, nous pourrons répéter calmement cette phrase clé : « Que je reconnaisse la Divinité en moi et en chacun », puis repensons à cette idée régulièrement au fil de notre journée… et, j'ai envie de dire, de notre vie !

En elle réside notre véritable guérison.

---

[33] La sainteté est le caractère de ce qui est saint. Ce terme désigne une personne qui recherche la perfection morale aux yeux de Dieu, ou qui a déjà été touchée par la grâce de ce dernier.

« *Dieu dort dans le rocher, rêve dans la plante, bouge dans l'animal, et s'éveille dans l'homme.* »

Ibn' Arabî

« Que je suive la voie de mon âme et que je prenne refuge dans le Dharma[34] »

Amélie

---

[34] Loi régissant l'ordre, la disposition générale des choses (cosmiques, sociales, religieuses) dans le bouddhisme et l'hindouisme.

REMERCIEMENTS

Un immense merci à tous mes « Ames-I » co-créateurs !

MERCI à tous les intervenants du livre pour leur participation, leur générosité et leur bienveillance.

MERCI à Clémentine pour la correction, et à JDH Éditions pour leur confiance.

MERCI à mes parents, ma famille, mes amis, à toutes les personnes que j'ai pu croiser et à tous ceux que j'ai pu considérer comme mes « bourreaux ».

MERCI à toutes celles et ceux qui m'ont conseillée ou encouragée de près ou de loin durant la conception de cet ouvrage.

MERCI à toutes ces expériences et ces rencontres d'avoir ouvert mon esprit et mon cœur…

MERCI à cette loi universelle régissant l'ordre des choses, qu'on nomme le « Dharma ».

Par-dessus tout, **MERCI** à vous qui avez pris le temps de lire cet ouvrage, j'espère avoir touché le vôtre.

Merci de votre confiance.

Quels que soient les aléas impermanents de cette incessante « roue du karma », nous sommes toujours en sécurité en réalité. Bénis en « Dieu ».

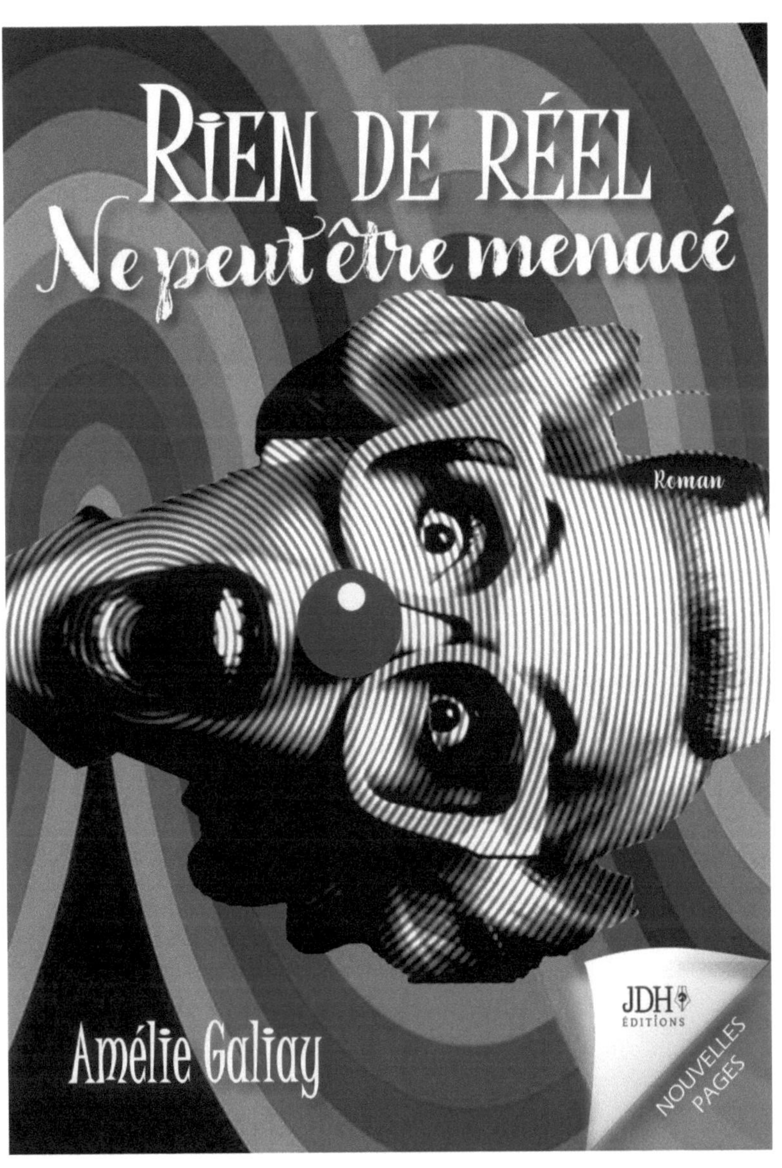
RIEN DE RÉEL
Ne peut être menacé
Roman
Amélie Galiay
JDH
ÉDITIONS
NOUVELLES
PAGES